ÉTUDES

SUR

LES EAUX MINÉRALES SULFUREUSES

DU

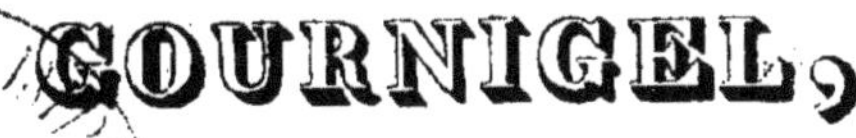

GOURNIGEL,

PAR

le Docteur **ED. VERDAT**,

médecin de ces eaux, membre du Collége et de la Commission
de santé du canton de Berne.

BERNE,

LIBRAIRIE JENT ET REINERT.

1851.

Si jam simul consideretur, magnum numerum morborum chronicorum in visceribus abdominalibus sedem suam habere, et imprimis in hepate, in quod omnis sanguis venosus viscerum chylopoieticorum confluit, patebit ratio quare adeo efficax sit in morborum chronicorum cura, *aquarum medicatarum usus:* magna enim copia potatæ hæ aquæ, venis bibulis intestinorum resorptæ cito, integris suis viribus pro magna parte in venam portarum veniunt, et sic, per omnia hepatis loca distributæ, solvunt impacta, et vasa obstructa reserunt.

(Van Swieten, de morbis chronicis, III. 346).

Imprimerie Stämpfli.

INTRODUCTION.

La brochure que nous livrons aujourd'hui à la publicité est le résultat et le résumé de nos observations durant les quatre dernières années, pendant lesquelles nous avons rempli les fonctions de médecin-inspecteur aux bains du Gournigel.

Il nous a en général paru que les médecins des eaux et les médecins praticiens, partant d'un point de vue opposé, avaient beaucoup contribué, involontairement sans doute, à l'espèce de statu quo dans lequel se trouve encore aujourd'hui l'histoire médicale de la grande majorité des eaux minérales. Les premiers ont plutôt choisi la maladie pour la source, tandis que les seconds se voient forcés de choisir la source pour la maladie. Les uns, par exemple, ne voient que des goutteux, des rhumatisants, des scrofuleux, tandis que les autres n'ont sous les yeux que des sources qui guérissent la goutte, le rhumatisme, les scrofules. Aussi avons-nous évité à dessein la citation d'observations particulières à l'appui de nos opinions, persuadé que le médecin réclame bien davantage des indications générales et l'ensemble du mode d'action d'une eau minérale que la manière dont une source aura agi dans un cas spécial.

Ce n'est qu'après avoir étudié sur place les propriétés médicinales d'une source donnée, qu'on pourra avantageusement réunir ces observations détaillées et parvenir à créer la science des eaux minérales, en coordonnant le tout pour en faire un appendice indispensable et jusqu'ici beaucoup trop négligé des traités généraux de thérapeutique. L'étude des propriétés physiques et chimiques d'une classe quelconque d'eaux minérales, les déductions tirées de l'analogie, sont toujours incomplètes, si elles ne sont corroborées par la méthode expérimentale physiologique et physiologico-thérapeutique. Il est de la plus haute importance de chercher à découvrir les caractères qui distinguent chaque source, et lui impriment un cachet particulier.

Tel a été notre but. Nous ne nous sommes caché ni la difficulté du sujet, ni les nombreuses lacunes que renferme ce premier essai. Nous serons satisfait si nous sommes parvenu à faire une œuvre utile à quelques malades, par l'indication d'un remède capable de contribuer à l'amélioration ou à la guérison de leurs maux.

Berne, Juin 1851.

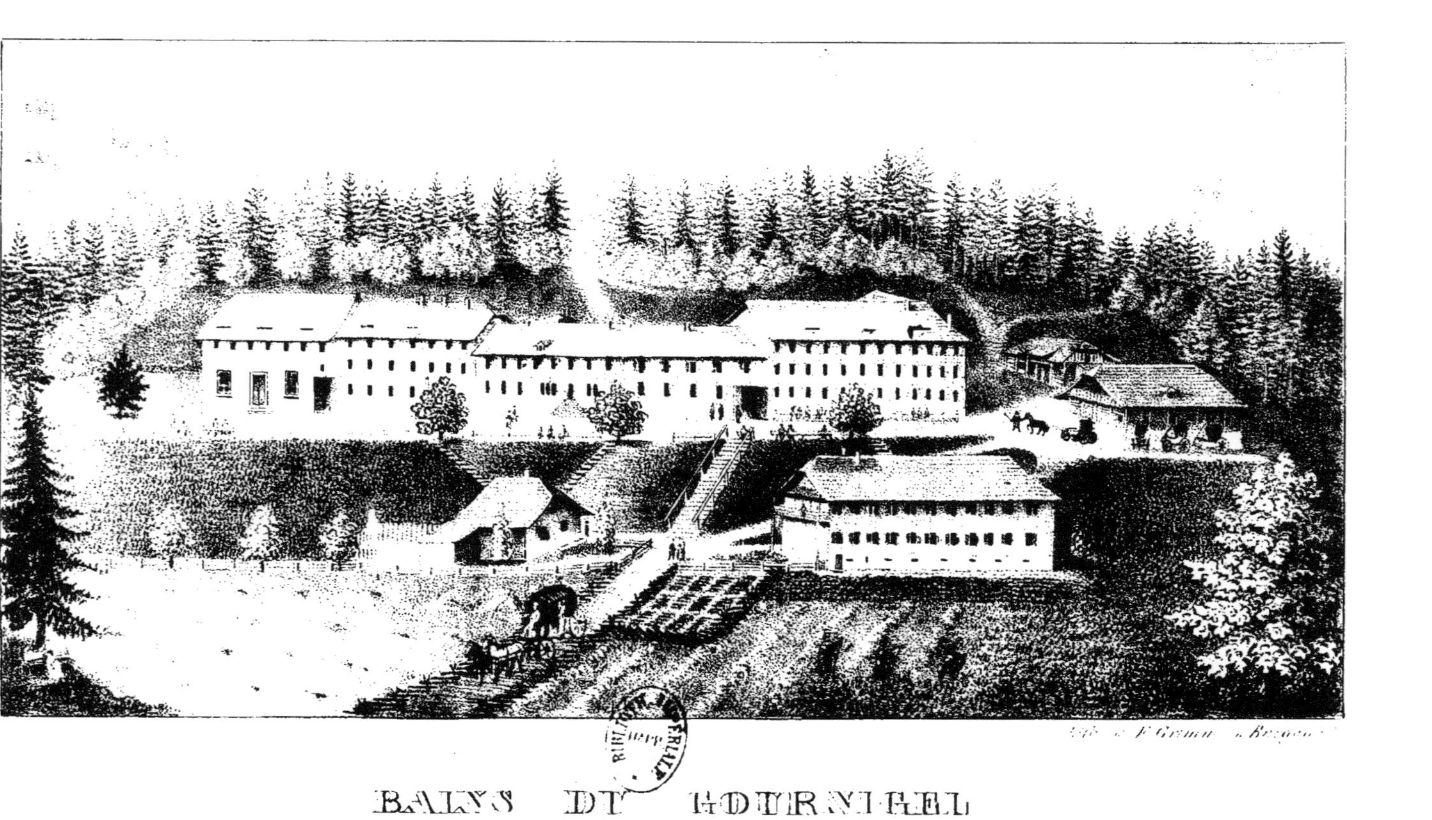

BAINS DU GOURNIGEL
dans le Canton de Berne.

PREMIÈRE PARTIE.

DESCRIPTION ET HISTORIQUE DE L'ÉTABLISSEMENT.

Les bains du Gournigel, à 6 lieues de Berne, sont situés sur le versant nord de la montagne du même nom. Le chemin qui y conduit longe d'abord la vallée de la Gürbe, traverse plusieurs villages du district de Seftigen, et, arrivé à Kirchthurnen, quitte la grande route pour entrer dans les montagnes. De Riggisberg, grand village qui offre une dernière station, le chemin devient montueux et parfois rapide. Vingt minutes de marche suffisent pour traverser la vallée de la Rütti; arrivé au pied de la montagne du Gournigel, et après avoir passé le pont de Dürrbach, on commence à gravir le flanc de la montagne. L'horizon, qui jusqu'alors avait été très-rétréci, commence à s'élargir, et avant d'atteindre la forêt, on domine déjà en partie le Gouggisberg. Après avoir traversé un beau bois de sapins, on entre dans une prairie au haut de laquelle se trouvent les bâtiments. Cette verte pelouse émaillée au commencement de Juillet des fleurs des montagnes aux couleurs vives et variées, repose agréablement la vue, et le bois qui se déploie tout autour lui donne l'aspect d'une corbeille de fleurs entourée d'une bordure imposante et sévère.

Les bâtiments qui constituent l'établissement sont de dates très-diverses; ils prouvent que le développement des bains n'a eu lieu que peu à peu, et que les propriétaires ont, pour ainsi dire, été forcés par l'affluence toujours plus considérable des baigneurs et des buveurs d'eau, à ces agrandissements successifs (voir le dessin ci-joint). Les divers corps de logis, dont le plus ancien date de 1591, et le plus récent de 1842, s'élèvent au milieu d'une belle terrasse qui entoure tout l'établissement. La maison dite d'en bas fut construite en 1740. Sans compter deux salles à manger, un salon, une salle de billard, une salle de danse, deux galeries vitrées, etc., l'établissement renferme plus de 100 appartements, qui permettent de loger 250 personnes environ. Les meilleures chambres sont celles qui donnent sur la terrasse; elles offrent l'agrément d'être pour la plupart à un seul lit, et fournies de poêles ou de cheminées; on y jouit en outre d'une vue très-étendue. Du reste, ces logements offrent toutes les commodités que comporte la situation de l'établissement.

Les dépendances nécessaires forment à elles seules toute une petite colonie. Elles renferment non-seulement les écuries et les remises nécessaires, des logements pour une partie des domestiques, mais encore une boulangerie, une boucherie et une buanderie.

Un bâtiment spécial, connu sous le nom de châlet, a été construit à 10 minutes des bains, dans le voisinage de la source du Stock. Faciliter aux personnes peu aisées l'emploi sur place des eaux du Gournigel, tel a été le but qu'on a cherché à atteindre par cette construction nouvelle. Ce but humanitaire a été compris, et toutes les années, la population du châlet s'accroît à tel point que souvent, malgré qu'on puisse y loger plus de 80 personnes, ce n'est qu'avec peine qu'on peut y mettre à couvert les ouvriers et les gens appartenant aux classes peu aisées, qui viennent y chercher la santé et la force nécessaires à leurs pénibles occupations.

Les bains sont placés au rez-de-chaussée de la grande aile du bâtiment situé à l'ouest. Les cabinets de bains, à une, deux et même trois baignoires, au nombre de 16, sont séparés dans toute leur longueur par une allée qui, au moyen d'un escalier dérobé, communique directement avec les appartements du premier et du deuxième étage.

Une partie de l'eau du Stock arrive par des conduits qui l'amènent depuis sa sortie du rocher dans un grand réservoir destiné à alimenter les bains et à fournir l'eau qui est chauffée au moyen de grandes chaudières, de même que l'eau froide. Les douches chaudes et froides, de divers degrés de force, la douche ascendante et le bain de vapeur se trouvent aussi dans cette partie de l'établissement. Au moment de la grande affluence des baigneurs, qui dure ordinairement pendant tout le mois de Juillet, le nombre des baignoires et des cabinets de bains ne suffit plus aux besoins du service. Aussi nous avons lieu d'espérer que cet inconvénient sera levé sous peu, et que le propriétaire de l'établissement y obviera complètement par une construction nouvelle destinée spécialement à cette partie importante du traitement.

Historique.

Sans se perdre dans la nuit des temps, on n'a que très-peu de notices sur l'origine et les développements successifs des bains du Gournigel. Comme la plupart des établissements de ce genre, celui-ci aura été probablement utilisé bien des années par les habitants de la contrée, avant de devenir un point de réunion et d'étendre au loin sa renommée. L'eau n'étant alors, vu sa basse température, employée qu'en boisson, un châlet suffit longtemps, comme abri, aux personnes qui venaient visiter la source. Les bâtiments ne s'élevèrent qu'à la longue, et c'est à cette circonstance, sans doute, que nous devons de voir l'établissement à une certaine distance des sources. Jakob Leu est de tous les chroniqueurs (1) celui qui donne les dates les plus précises sur le Gournigel. D'après cet auteur, ces bains, après avoir appartenu pendant 200 ans à la famille de Wattenwyl de Burgistein, passèrent en 1661, par contrat de mariage, à Gottlieb de Graffenried. Plus tard, la famille Zehender acquit cette propriété, et après l'avoir fait gérer pendant près de 70 ans par un aubergiste, elle céda, en 1839, tout l'établissement à M. Kromer de Bâle, qui s'est mis lui-même à la tête de cette vaste entreprise. L'agriculteur verra avec plaisir les soins que le propriétaire actuel a pris pour bonifier ce terrain, et il sera étonné du degré de culture auquel, à force de bras, on peut amener les terres appartenant à la région des Alpes

---

(1) Leu, Allgemeines helvetisches Lexicon, Theil VIII, pag. 351, 352.

moyennes. Kasthofer [1] avait déjà insisté sur ce degré de culture, et on peut, par les expériences faites au Gournigel, s'assurer que les pâturages peuvent être convertis avec avantage en bonnes prairies et en jardins, produisant du blé, du trèfle, de l'avoine, des pommes de terre et tous les légumes potagers.

Les eaux du Stock ont été citées pour la première fois dans des documents de l'année 1561. Cependant une galerie souterraine, découverte dans les années 1820 à 1824, et dont il n'est fait mention nulle part, prouve que ces eaux furent connues bien longtemps avant cette époque; quelques archéologistes veulent même la faire remonter au temps des Romains. Elle est construite d'après les règles de l'art sur une longueur de près de 300 pieds. Lorsqu'on l'eut déblayée, on put voir qu'elle allait chercher l'eau jusqu'à sa sortie du rocher. Elle était alors obstruée en grande partie par un limon qui a donné à l'analyse ⅔ environ de soufre. Pendant les 17ème et 18ème siècles, l'eau sortait par un tronc d'arbre, d'où vient la dénomination actuelle de cette source [2]. Le Schwarzbrünnli [3], quoique à 5 minutes seulement de la première source, fut découvert par hasard en 1728, par un paysan du village de Wattenwyl. Le gouvernement en céda la possession aux propriétaires de l'établissement moyennant une assez forte indemnité.

---

(1) Kasthofer, Bemerkungen auf einer Alpenreise. Aarau, 1822.

(2) En allemand suisse, *Stock* signifie tronc d'arbre.

(3) Connu aussi dans la contrée sous la dénomination de *Stinkbrünnli*.

Littérature.

Les premières données médicales spéciales datent de 1820 seulement, car tout ce qui a été publié avant cette époque ne reposait point sur des observations médicales faites avec soin. [1]

Nous indiquerons sans commentaires ultérieurs les diverses brochures qui depuis lors ont été publiées, tant au point de vue du public, qu'au point de vue médical proprement dit.

1⁰ Neujahrsgeschenk von der neu errichteten Gesellschaft zum schwarzen Garten 1820—21. Fascicules XIII. et XIV. Zürich. [2]

2⁰ Die Heilquellen des Gurnigels in medicinisch praktischer Hinsicht, v. Dr. Lutz, Bern 1823.

3⁰ *Rüsch*, Dr., Beschreibung sämmtlicher Mineralquellen und Badeanstalten der Schweiz, Bern 1828, p. 83—1832 p. 115.

4⁰ Les bains du Gournigel par le Dr. *Ed. Fueter*, Berne 1827.

5⁰ *Fueter*, Dr., Bericht über die in den Sommern 1827 — 28 im Gurnigel gemachten Beobachtungen, Bern 1830.

6⁰ *Dr. Haller*, Badärztliche Beobachtungen gesammelt im Gurnigel in den Jahren 1829 und 30, Bern 1833.

7⁰ *Dr. Haller*. Ueber die Benutzung der Heilquellen des Gurnigels zum Gebrauche für Badegäste, Bern

---

[1]) Nous en exceptons les analyses de Morell et de Beck.

[2]) M. le Prof. Studer de Berne fut l'auteur de cette 1ère monographie.

1835. — traduit en francais sous le titre de: Conseils aux Baigneurs du Gournigel. Berne 1837.

8° Erfahrungen eines Nichtarztes über das Heilbad Gurnigel, Bern 1837.

9° *Dr. Bühlmann*, kurzer Ueberblick der im Sommer 1842 im Gurnigel gemachten badärztlichen Beobachtungen. Schweiz. med. Zeitschrift, 1843, N. 5.

10° Dr. Prof. *L. R. v. Fellenberg*, Chemische Untersuchung der Schwefelwasser des Gurnigelbades, Bern 1849.

Amusements.

Le dolce far niente étant prescrit aux baigneurs, tout le temps qui n'est pas réclamé par la boisson et les bains doit être employé à la distraction et au plaisir, qui, s'il ne sont pas des remèdes, doivent cependant être considérés comme de puissants auxiliaires de la cure. Un des plus anciens préceptes d'hygiène aux bains est d'oublier en buvant le premier verre d'eau les soins, les fatigues et les chagrins de la vie domestique. A cet effet on a cherché à réunir tous les moyens de distraction possibles, tels que le billard, les quilles et d'autres jeux de société. Il y a un piano pour les amateurs de musique, et le soir de 8 à 10 heures, la danse pour les personnes qui peuvent se permettre cette agréable distraction.

Promenades et excursions.

Au nombre de celles qui se trouvent à la portée de tous les baigneurs, nous citerons en première ligne la terrasse, d'où l'on jouit d'une vue très-étendue sur tout le bassin qui sépare le Gournigel de la chaîne du

Jura, depuis les environs de Boudry jusque dans le canton d'Argovie. Ce pays accidenté, couvert de forêts alternant avec de belles prairies, des terres cultivées et une quantité de villages, est très-agréablement coupé par le lac de Neuchâtel; les montagnes du Jura forment le fond du tableau. Lorsque le temps est clair, on distingue parfaitement le lac de Morat, son tilleul historique et une partie du lac de Bienne. A droite l'oeil plonge sur une grande partie du bassin suisse, jusque dans le canton de Lucerne.

La promenade dans le petit bois situé derrière les bâtiments, nommée *solitude*, offre un refuge agréable contre le bruit et les chaleurs du jour. Cette retraite, avec ses sentiers ombragés, est surtout le rendez-vous des personnes auxquelles les forces ne permettent pas de faire des courses lointaines.

Nous citerons sans nous y arrêter, les plus intéressantes des excursions aux environs du Gournigel, telles que les fermes du Seligraben, de Seftigschwanden (qui présente une échappée magnifique sur Thoune, le lac du même nom et une partie des alpes bernoises), les bains de Längenei. Nous ne pouvons cependant résister au désir d'entrer dans une courte description de la course au haut Gournigel. On y arrive facilement en une heure de temps par le chemin des sources; l'amateur des scènes grandioses de la nature sera bien dédommagé des fatigues de cette ascension. C'est à nos yeux un des plus beaux points de vue de la Suisse [1]. Le sommet de la montagne, situé à une hauteur de près de 5000 pieds, domine

---

[1]) Schmid, Panorama du haut Gournigel, Berne chez Haller.

Thoune et son lac. Au premier plan à droite, on aperçoit le Stockhorn, les montagnes arides appartenant à la chaîne du même nom, le Nünenen, le Gantrisch, la Bürgelen, l'Ochsen, etc.; au second plan les glaciers de l'Oberland bernois, la Jungfrau, le Mönch, l'Eiger, le Schreckhorn, le Wetterhorn et tous les glaciers intermédiaires. Du côté de l'est, les monts situés entre les Alpes et le Pilate, qui forment le fond du tableau. A l'ouest et au nord toute la chaîne du Jura depuis Yverdon jusqu'au Rhin. Nous ne nous arrêterons pas à faire une description de ce panorama gigantesque, de ce lieu riche en souvenirs, qui parle aux sens et émeut l'âme. Il faut avoir vu ces colosses des Alpes, surtout par une belle soirée d'été, lorsque le soleil dore encore leurs sommets, et leur fait prendre successivement les teintes les plus variées, avant de les plonger dans la blancheur du crépuscule, pour se faire une idée de ces grandes scènes de la nature.

Aux amateurs d'excursions de quelques lieues, nous indiquerons encore le *Guggisberg*, avec son rocher remarquable, qui domine une partie du canton de Fribourg, les bains de Blumenstein, Schwefelberg, Weissenburg, le sommet du Gantrisch, du Stockhorn etc. Tous ces points, quoiqu'à divers degrés, méritent leur attention et pourront satisfaire leurs goûts.

Les botanistes pourront faire une riche moisson des plantes les plus belles et les plus rares des Alpes. Déjà à quelques pas au dessus des sources, on voit s'élever la rose des Alpes (Rhododendrum). Le Dr. Trachsel a publié un tableau des plantes les plus intéressantes du Gournigel et de ses environs, avec l'indication précise de la localité où elles se trouvent[1]).

Climat.

L'établissement étant situé à 3600' pieds au-dessus du niveau de la mer, cette situation géographique indique déjà que la température moyenne y est en été de quelques degrés au-dessous de celle de Berne, qui a été notre point de comparaison. Les matinées et les soirées y sont surtout plus fraîches. L'hygromètre indique aussi une évaporation plus intense et un air plus chargé de vapeurs aqueuses. La température y est soumise à des variations beaucoup plus brusques et plus inattendues que dans les pays de plaine. Un seul orage peut refroidir l'atmosphère, et lorsque les pluies continuent pendant quelques jours, le thermomètre descend rapidement. Aussi aux personnes qui connaissent le climat des montagnes, est-il inutile de recommander de garnir leur garderobe d'un habillement d'hiver complet.

Saison.

Les bains sont ouverts dès le 5 ou le 10 juin, et fermés dans la première quinzaine de septembre. La saison est donc de trois mois. On a jusqu'à ce jour beaucoup trop dédaigné le mois de juin, et une expérience de plusieurs années m'a démontré que les cures faites au commencement de la saison, lorsque l'établissement n'était pas encore encombré par la foule, fournissaient souvent, à conditions égales de succès,

---

[1]) Neujahrsgeschenk, fasc. XIV., pag. 14.

des avantages sur celles du mois de juillet, époque où l'établissement est envahi par la foule des baigneurs. Le mois de septembre est plus froid, souvent pluvieux et moins propice dans les années ordinaires: aussi après le 20 ou le 25 août ne voit-on plus arriver que quelques retardataires ou des personnes qui n'ont pas l'intention de faire une cure complète.

Caisse des pauvres.

Tous les dimanches il se fait à l'établissement une collecte en faveur des malades pauvres qui s'y trouvent, dans le but de payer une partie de leurs frais de séjour, leurs bains, pour leur fournir les moyens de retourner dans leurs familles, ou pour leur procurer un billet de poste, lorsque leur santé ne leur permet pas d'entreprendre le retour à pied. Ces dons sont distribués par une commission spéciale composée de deux ou trois membres de la société et du médecin de l'établissement. Sur notre proposition, il a été décidé l'année dernière de publier chaque année à la fin de la saison le bilan des recettes et des dépenses, et de chercher, en versant les fonds restant à la caisse d'épargne, à former un *fonds des pauvres.* Cette décision nécessitera la rédaction d'un nouveau règlement, qui, si le temps nous permet de le terminer, sera achevé encore dans le courant de cet été, et entrera en vigueur après avoir été approuvé par une commission spéciale et avoir obtenu la sanction de l'autorité. Nous espérons par ces garanties de bonne gestion attirer l'attention des âmes charitables, et soit par des dons, soit par un produit plus considérable des collectes, augmenter graduellement le fonds de réserve des pauvres, et être, dans un avenir prochain, utile à un plus grand nombre de malheureux. Puisse notre appel être entendu! Un premier versement de 90 L. S. a été effectué l'automme dernier à la caisse des domestiques.

La gêne et l'étiquette des grands établissements de bains ne sont pas à l'ordre du jour au Gournigel, où les connaissances se font tout naturellement par le besoin qu'éprouve chaque baigneur de passer son temps aussi agréablement que possible. C'est pour ainsi dire une vie de famille sur une grande échelle. — Les dimanches sont de véritables jours de fête pour les habitans de la contrée, qui dans l'après-dînée y arrivent en foule pour se livrer au plaisir de la danse. La variété et l'animation de ce tableau est encore augmentée par les nombreux visiteurs qui, de Berne surtout, en font un but de promenade, ou viennent visiter leurs connaissances.

DEUXIÈME PARTIE.

SOURCES MINÉRALES.

Les sources sulfureuses sont situées dans la direction du Haut-Gournigel, le Stock à une distance de 12 à 15 minutes, le Schwarzbrünnli à 18 minutes de l'établissement, ce dernier dans une direction plus sud-est. D'après Malten la source du Stock arrive à la surface par la galerie dont nous avons parlé, à une hauteur de 3850 pieds, celle du Schwarzbrünnli, d'après le Prof. Guyot de Neuchâtel, se trouve à une élevation de 4020 pieds. Non-seulement les deux sources sont entourées chacune d'une galerie couverte assez spacieuse pour pouvoir s'y promener, mais celle du Schwarzbrünnli renferme deux cabinets de douches. L'eau du Stock sort d'un pâturage assez marécageux, tandis que le rocher d'où jaillit le Schwarzbrünli se trouve à l'extrême lisière de la forêt, et arrive à la superficie après un trajet beaucoup plus court, au moyen de conduits en bois, qui vont chercher l'eau dans le réservoir placé au pied même du rocher.

A. EAU DU STOCK (*Stockwasser*).

1) *Examen physique.* L'eau du Stock présente à la source une odeur de gaz hydrogène sulfuré bien prononcée. Elle est claire, mais sa limpidité est légèrement troublée par de petits flocons blanchâtres qui nagent dans le liquide, et qui ne sont autre chose que des molécules de soufre. Incolore, immédiatement après le puisement, elle ne tarde cependant pas à louchir, après avoir été exposée pendant quelque temps au contact de l'air. L'eau dépose au bout de quelque temps des pellicules grisâtres, qui, à la longue, forment dans les réservoirs le limon dont nous donnerons plus loin l'analyse. Elle offre une saveur très-légèrement amère et laisse un arrière goût quelque peu astringent. Le goût d'œufs couvés n'est que le résultat de l'impression des nerfs de l'odorat, car en buvant l'eau avec la précaution de se boucher

exactement les narines, le goût hépatique disparait complètement. — La température varie de 7 à 7.5° centigrades. Pesanteur spécifique 1,00182.

2) *Examen chimique.* La lumière ne paraît pas avoir d'influence marquée sur les eaux sulfureuses. Il n'en est pas de même de l'air et de la chaleur, mais comme cette action est plus marquée pour l'eau du Schwarzbrünnli, nous renvoyons à l'examen chimique de cette source, en indiquant seulement que les mêmes métamorphoses ont lieu dans une beaucoup plus foible proportion pour l'eau du Stock.

Analyse. Les deux dernières analyses, faites toutes deux par des chimistes très-distingués, nous dispensent d'indiquer celles de date plus ancienne par Morell et par Beck. Nous sommes redevables de la première à Mr. le Dr. Pagenstecher. Nous avons nous-même été témoin de la scrupuleuse exactitude des recherches de Mr. le Prof. de Fellenberg en 1848. Le chimiste lira avec plaisir le résumé de ses traveaux analytiques sur nos deux sources, travail qui a été publié en 1849, et que nous avons mis à contribution pour les données chimiques qui vont suivre.

Analyse de Mr. Pagenstecher.

Quantité d'eau, 250 onces.

Carbonate de chaux	24. 03	grains.	
„ de magnésie	4. 27	„	
„ de fer	0. 17	„	
Sulfate de chaux	169.	„	dépourvus de leur eau de cristallisation.
„ de magnésie	22. 03	„	
„ de soude	1. 22	„	

Muriate de soude „ de magnésie Matière extractive	1. 25 grains.
Hypo-sulfate de magnésie	1. 25 grains.
	223. 22 grains.
Gaz acide carbonique	6. 57 pouces cubes.
„ azote	6. 94 „
„ hydrogène sulfuré	1. 12 „

Une once (480 grains) de boue du Stock est composée de

Sulfate de chaux	15 grains.
Soufre	315 „
Oxide de fer	15 „
Argile	13 „
Silice	122 „
	480 grains.

Analyse de Mr. le Prof. de Fellenberg.

Quantité d'eau 10000 grammes.

Température	7° centigrades.
Poids spécifique	1. 00182.
Pression atmosphérique	0 m. 658 mm.
Gaz hydrogène sulfuré	13. 26 centim. cubes
„ azote	188. 43 „ „
„ acide carbonique libre	1853. 11 „ „

Parties solides.

Sulfate de chaux	15. 833 grammes.
„ de strontiane	0. 073 „
Carbonate de chaux	1. 668 „
„ de magnésie	0. 111 „
„ de protoxide de fer	0. 018 „

Phosphate de chaux	0. 029	grammes.
Silice	0. 127	„
Sulfate de magnésie	1. 033	„
„ de soude	0. 322	„
„ de potasse	0. 090	„
Chlorure de sodium (sel marin)	0. 041	„
Hypo-sulfite de chaux	0. 045	„
	19. 390	„

B. SCHWARZBRÜNNLI.

1⁰ *Examen physique.* Cette source moins abondante que la précédente a une odeur sulfureuse beaucoup plus prononcée, et à une certaine distance elle rappelle déjà parfaitement celle des œufs couvés. Elle doit son nom à la propriété qu'elle a de noircir très-promptement certains métaux et de les transformer en sulfures, par ex. le plomb, l'argent. Les pièces de monnaie en argent se recouvrent bien vite d'une couche d'abord cuivrée et, si on les laisse plus longtemps plongées dans l'eau, elles deviennent complètement noires ([1]). Ordinairement à l'approche d'un orage, il se dégage des bulles de gaz et l'odeur hépatique est plus marquée ([2]). Sa saveur est plus salée et plus astringente que celle du Stock. L'eau est complètement limpide et incolore, mais après avoir été quelque temps en contact avec l'air, elle devient louche;

([1]) *Schwarz* noir, *brünnli* source.

([2]) Ce phénomène s'explique par la raréfaction souvent subite de l'air qui, en diminuant sa pression sur l'eau, permet le dégagement des gaz contenus dans le liquide.

sa surface se recouvre d'une pellicule d'un blanc grisâtre. Il se forme sur les parois du vase un précipité de même couleur. Au bout de quelques jours, l'eau redevient limpide, mais alors ses propriétés paraissent modifiées. Pendant la formation de ce précipité, l'odeur hépatique est plus fortement prononcée. Les bouteilles fermées hermétiquement conservent cette odeur pendant nombre d'années à peu près au même degré, et l'eau du Schwarzbrünnli est plus propre que celle du Stock à être transportée au loin sans altération. Pesanteur spécifique 1.00192.

2° *Examen chimique.* Comme nous venons de le voir, l'air décompose une partie des principes constituants de l'eau du Schwarzbrünnli. La pellicule blanchâtre est formée de soufre, de sous-carbonate de chaux et de magnésie. D'après Vauquelin [1], la présence simultanée de l'hydrogène sulfuré et du carbonate de chaux en dissolution dans une eau minérale favorise sa décomposition à l'air. Nous avons cru devoir insister sur ce point, parce que les personnes qui prennent les eaux loin de la source, s'exposeraient à ne retirer aucune utilité de leur cure si elles n'en tenaient compte et n'usaient de certaines précautions propres à empêcher autant que faire se peut le contact de l'air en fermant soigneusement les bouteilles.

La lumière paraît n'avoir aucune influence marquée sur notre eau sulfureuse. Quant à l'action de la chaleur sur les eaux sulfureuses froides en général, et sur celle du Schwarzbrünnli en particulier, nous croyons important, sinon pour le présent, du moins pour l'avenir, d'indiquer cette action. Pendant longtemps on

[1] Journal de pharmacie, Mars 1825.

avait cru qu'il était impossible de les élever à la température du bain sans les altérer au point de détruire, si ce n'est totalement, du moins en partie, leurs propriétés médicales. Des recherches récentes ont prouvé qu'il était facile, au moyen de vases inaccessibles à l'air, d'élever leur température bien au-delà de celle du bain, et que ce n'était guère que vers 80° C. qu'elles commençaient à laisser dégager une partie notable de leurs principes sulfureux. Il ne serait cependant pas exact de croire qu'elles ne perdent aucune partie gazeuse avant d'arriver à cette haute température, car le degré de saturation diminue en raison directe de l'élévation du degré de chaleur, mais il en reste toujours en telle quantité qu'elles sont encore très-fortement sulfureuses, et en tout cas plus que la plupart des eaux sulfureuses thermales. Cette découverte pourra, avec le temps et au moyen de constructions nouvelles, augmenter considérablement l'action thérapeutique des eaux du Gournigel sous forme de bains, surtout si l'on y ajoute l'opinion fortement appuyée sur des expériences directes, qu'il n'y a qu'une espèce de chaleur [1] et qu'il est impossible de constater aucune différence entre le calorique naturel et le calorique de nos foyers.

ANALYSES.

De M. Pagenstecher.	Quantité d'eau 250 onces.
Carbonate de chaux	31. 83 grains.
„ de magnésie	4. 28 „

[1] Chevallier, Essai sur les eaux de Chaudes-Aigues. Paris, 1828.

Carbonate de fer	0. 13	grains.	
Sulfate de chaux	140. 00	„	dépourvus de leur eau de cristallisation.
„ de magnésie	40. 68	„	
„ de soude	1. 82	„	
Muriate de soude / „ de magnésie	1. 25	„	
Matière extractive	0. 50	„	
Sulfure de magnésium	1. 53	„	
	222. 02	„	

Gaz acide carbonique	5. 90	pouces cubes.	
„ azote	8. 33	„	„
„ hydrogène sulfuré	8. 61	„	„

Analyse de M. de Fellenberg. 10,000 grammes d'eau.

Température	8. 5° centigrades.		
Pression atmosphérique	0 m. 654 mm.		
Poids spécifique	1. 0092.		
Gaz hydrogène sulfuré	180. 94	centim.	cubes.
„ azote	240. 74	„	„
„ acide carbonique libre	4011. 36	„	„

Parties solides.

Sulfate de chaux	13. 039	grammes.
„ de strontiane	0. 138	„
Carbonate de chaux	1. 903	„
„ de magnésie	1. 007	„
„ de protoxide de fer	0. 037	„
Phosphate de chaux	0. 031	„
Silice	0. 194	„
Sulfate de magnésie	0. 550	„
„ de soude	0. 512	„
„ de potasse	0. 846	„
Chlorure de sodium	0. 053	„

Hypo-sulfite de chaux	0. 084	grammes.
Sulfure de calcium	0. 045	„
„ de magnésium	0. 012	„
	18. 451	„

Nous avons pensé être agréable à ceux de nos lecteurs qui désireraient voir les différences et les analogies qui résultent de ces deux analyses faites à près de 25 années de distance par deux hommes éminemment compétents dans la matière, en leur épargnant des réductions mathématiques fatigantes et ennuyeuses. Nous avons pris pour base la quantité d'eau analysée par M. de Fellenberg. La réduction n'est qu'approximativement exacte, et dans l'incertitude du poids employé par M. Pagenstecher, nous avons calculé sur l'once à 480 grains et le pouce cube du pied de roi.

Eau du Stock. (10000 grammes.)

	Pagenstecher.	*de Fellenberg.*		
Pression atmosphérique	— —	0. m. 658 mm.		
Température	— —	7. 0 centigr.		
Gaz hydrogène sulfuré	28. 672c.c.	13. 26 cent. cub.		
„ azote	177. 664	188. 43	„	„
„ acide carbonique libre	168. 192	1853. 11	„	„

Parties solides.

Sulfate de chaux	14. 083	15. 833	grammes.
„ de strontiane	— —	0. 073	„
Carbonate de chaux	2. 002	1. 668	„
„ de magnésie	0. 356	0. 111	„
„ de protox. de fer	0. 014	0. 018	„

	Pagenstecher.	*de Fellenberg.*	
Phosphate de chaux	— —	0. 029	grammes.
Silice	— —	0. 127	„
Sulfate de magnésie	1. 836	1. 033	„
„ de soude	0. 102	0. 322	„
„ de potasse	— —	0. 090	„
Hypo-sulfate de magnésie	0. 104	— —	„
Hypo-sulfite de chaux	— —	0. 045	„
Chlorure de sodium	0. 052 (avec le suivant)	0. 041	„
„ de magnésium		— —	„
Matière extractive	0. 052	— —	„
	18. 601	19. 390	„

Eau du Schwarzbrünnli. (10000 grammes).

Température	— —	8. 5 centigr.	
Pression atmosphérique	— —	0. m. 654 mm.	
Gaz hydrogène sulfuré	226. 416	180. 94	cent. cub.
„ azote	223. 205	240. 74	„ „
„ acide carbonique libre	151. 040	4011. 36	„ „

Parties solides.

Sulfate de chaux	11. 667	13. 039	grammes.
„ de strontiane	[1]	0. 138	„
Carbonate de chaux	2. 652	1. 903	„
„ de magnésie	0. 357	1. 007	„
„ de protox. de fer	0. 011	0. 037	„

(1) MM. Pagenstecher et Brunner découvrirent plus tard du sulfate de strontiane dans l'eau du Schwarzbrünnli, dans la proportion de 0. 125 grains sur 24 onces d'eau. — Mémoires de la Société suisse des sciences naturelles. Vol. I, 1829.

Phosphate de chaux	— —	0. 031	grammes.
Silice	— —	0. 194	„
Sulfate de magnésie	3. 390	0. 550	„
„ de soude	0. 151	0. 512	„
„ de potasse	— —	0. 846	„
Hypo-sulfite de chaux	— —	0. 084	„
Sulfure de calcium	— —	0. 045	„
„ de magnésium	0. 127	0. 012	„
Chlorure de sodium }	0. 054	0. 053	„
„ de magnesium }		— —	„
Matière extractive	0. 050	— —	„
Total:	18. 459	18. 451	„

Nous regrettons vivement que le but de notre ouvrage ne nous permette pas de reproduire la méthode analytique d'après laquelle M. de Fellenberg est arrivé aux résultats que nous venons d'indiquer [1]. Elle se distingue surtout par la clarté et la précision, et le chimiste verra avec plaisir la marche succinte suivie par l'auteur qui, dans ses recherches, a mis à profit toutes les découvertes de la chimie moderne. A nos yeux, un des principaux mérites de ce nouveau travail est d'avoir démontré que les différences entre l'eau du Stock et celle du Schwarzbrünnli étaient beaucoup plus considérables qu'on n'aurait été en droit de l'admettre d'après les recherches antérieures à celles de ce chimiste. L'observation physiologique et thérapeutique avait déjà mis cette vérité hors de doute; cette coïncidence prouve une fois de plus que la composition chimique des sources doit être prise en

---

(1) Prof. de Fellenberg, ouvrage cité. Berne, 1849. Imprimerie Haller.

sérieuse considération, et que, plus la chimie fait de progrès, plus on est en droit d'en attendre l'explication matérielle des faits observés, sans recourir au surnaturel et à cet esprit des sources *(Quellengeist)* qui, dans des temps plus reculés, jouait un si grand rôle et formait la base de tout un échafaudage d'hypothèses plus ou moins hasardées.

Les différences principales entre les deux sources peuvent se résumer comme suit :

1º Le Schwarzbrünnli contient près de 14 fois plus de gaz hydrogène sulfuré que le Stock.

2º La proportion de soufre renfermée dans ses deux sulfures égale le double du soufre indiqué pour l'eau du Stock.

3º Le Schwarzbrünnli a 3 fois autant de sels alcalins que le Stock.

4º Le Stock renferme plus de sulfate de chaux (gypse).

5º L'acide carbonique libre et les carbonates sont aussi en proportion double dans le Schwarzbrünnli.

La quantité de gaz hydrogène sulfuré libre contenu dans nos eaux a été déduite du sulfure d'arsenic, et pour le Schwarzbrünnli soumis au contrôle suivant: Le sulfure d'arsenic obtenu par la filtration fut dissous dans une solution d'ammoniaque pure, et évaporé ensuite dans un vase de porcelaine avec un mélange de carbonate de soude et de nitrate de potasse jusqu'à siccité, puis chauffé dans un tube en porcelaine jusqu'à la fonte et l'oxidation des sulfures. Ce produit dissous dans une eau contenant une solution concentrée d'acide azotique, fut traité par le chlorure de barium. Le résultat fut le même et donna un précipité de 0.207 grammes représentant 0.028 gr. de soufre sur 574.37 gr. d'eau.

L'eau du Schwarzbrünnli est une des sources les plus riches en gaz hydrogène sulfuré et en sulfures que nous connaissions, et, si avec d'autres eaux sulfureuses froides on la compare aux eaux sulfureuses thermales, on peut s'assurer que les dernières contiennent en général une proportion de soufre bien moins considérable. Pour l'eau du Schwarzbrünnli, on arriverait sans nul doute à une plus grande quantité de soufre, si on cherchait à la préserver davantage du mélange de l'eau de pluie souvent considérable.

Source ferrugineuse.

Cette source restée jusqu'à ce jour complètement oubliée ne se trouve indiquée que dans l'ouvrage de Rüsch [1], et n'a pas encore été employée d'une manière méthodique. Elle se trouve au bas d'un pâturage marécageux, au fond d'un petit vallon et tout près d'une scierie mue par un ruisseau. Elle est située à 10 minutes des bains et à une égale distance de la source du Stock dans la direction du sud-ouest. Cette eau, qui vient au jour par un conduit en bois fortement endommagé par les injures du temps, est claire, fraîche, agréable à boire et laisse un arrière goût légèrement astringent. Son poids spécifique est de 1.0021. Exposée à l'air, elle se trouble légèrement et donne, au moyen de la teinture de galle, un précipité qui indique la présence du fer, de plus un dépôt ocreux assez considérable le long du ruisseau où elle coule.

---

[1] Rüsch, o. c. Partie II, p. 120.

Nous n'avons pas encore poussé plus loin nos recherches sur cette source; nous attendons pour le faire que le propriétaire de l'établissement, au moyen d'une coupe transversale faite à environ 100 pas plus haut, vers le point d'où paraissent sortir les sources, ait cherché à réunir les divers filets ferrugineux. Nous nous bornerons à signaler immédiatemont au-dessus la présence d'un pâturage marécageux, et nous rendrons attentif sur la minéralisation possible des sources, non comme on l'avait cru jusqu'à ce jour par la présence des carbonates ou des sulfates, mais bien par l'acide crénique. On nous dira sans doute que ce n'est qu'une hypothèse; mais elle est rendue très-probable par les travaux et les recherches de Berzélius sur la minéralisation de certaines sources par le crénate de fer. La localité où cette eau a sa source rentre tout-à-fait dans les conditions indiquées par ce chimiste, c'est-à-dire un terrain marécageux contenant des débris de plantes et même une certaine quantité d'arbres qui, par leur macération, peuvent donner lieu à la formation d'une eau crénatée.

Cette eau est de facile digestion et son mode d'action ne diffère pas de celui des eaux ferrugineuses faibles. Nous l'avons conseillée avec succès dans plusieurs cas où le fer était indiqué, comme complément de la cure par l'eau du Schwarzbrünnli, mais nous n'avons pas encore eu l'occasion de l'employer seule. Si, au moyen de fouilles bien faites, on parvenait à rassembler les divers filets d'eau ferrugineuse, on comprend l'importance de cette acquisition, qui étendrait le domaine de l'indication des eaux du Gournigel.

Géologie [1].

Jusque dans ces dernières années, l'étude de la formation géologique des roches de la chaîne du Stockhorn et du Gournigel en particulier présentait des points fort obscurs et qui ne rendaient pas un compte bien exact de la superposition des terrains. Nous lisons par ex. dans une des descriptions du Gournigel, que la montagne est formée de grès alternant avec des schistes argilleux et renfermant des amas de gypse, sans autre indication de classification géologique. — M. Studer est le premier qui en ait fait le sujet d'études spéciales; ses recherches sont consignées dans un de ses ouvrages [2].

Avant de commencer cet aperçu géologique du Gournigel et de ses environs, nous croyons qu'il n'est pas inutile d'indiquer que la molasse s'étend entre le Jura et les Alpes depuis la Savoie jusqu'à la Bavière en conservant le même caractère. Elle fait partie des formations tertiaires, et d'après les nombreux fossiles qu'elle renferme, on doit admettre que la formation des molasses dans le bassin suisse est contemporaine de la formation des bassins de Vienne, Mayence, Bordeaux et Lisbonne.

Dans le voisinage des Alpes, les couches de grès

---

[1] M. C. Brunner, fils, professeur de physique à l'université de Berne, a bien voulu nous aider dans cette partie importante de la géologie du Gournigel, qui rentre dans celle de la chaîne du Stockhorn. Nous saisissons avec empressement cette occasion de lui adresser nos remerciments pour sa bienveillante coopération.

[2] Geologie der westlichen Schweizeralpen 1834.

molasse s'inclinent vers le sud et viennent de cette manière plonger sous les couches de divers terrains *alpins*, quoique postérieurs à ces derniers, quant à l'époque de leur formation. Cette position anormale se répète dans d'autres étages, et elle est accompagnée de phénomènes particuliers, parmi lesquels il nous suffira de citer l'apparition de dolomie et de gypse, de sources gypseuses et sulfureuses. La grande majorité des sources surtout sulfureuses que nous avons en Suisse, se trouvent situées vers la limite de terrains qui offrent cette position anormale. Nous mentionnerons seulement dans le voisinage les sources du Schwefelberg, de Schwarzensee et de Weissenbourg, qui apparaissent sous des conditions analogues.

L'établissement des bains du Gournigel est situé à la limite extrême de la molasse et des terrains qui font partie des élévations alpines. Les deux sources prennent naissance dans un terrain qui doit être rapporté à l'étage tertiaire ancien, et qui correspond très-probablement au calcaire grossier du bassin de Paris. En fait de corps organisés, on y trouve des empreintes d'algues marines dont on peut distinguer une dizaine d'espèces. Ce terrain, qui se retrouve aussi ailleurs dans la chaîne des Alpes, a été désigné par les géologues suisses sous le nom de *Flysch*. Les mêmes espèces de plantes fossiles se rencontrent dans un grès schisteux des Apennins, nommé *Macigno* par les géologues italiens. Quoique jusqu'à ce jour on n'ait pas trouvé d'animaux fossiles dans ces deux terrains contemporains, il est démontré par une foule d'observations qu'ils sont supérieurs au terrain nummulitique et par conséquent d'une formation plus récente.

Le Seelibuhl et la butte du haut Gournigel sont encore composés de flysch. En avançant vers la chaîne du Stockhorn, on trouve dans la vallée intermédiaire de la dolomie et du gypse qui séparent le flysch des roches escarpées du Ganterisch et de la Nunenen. Ces roches appartiennent à une formation bien antérieure aux précédentes et doivent être rapportées aux terrains jurassiques, dont elles présentent toute la série depuis les couches inférieures (le lias) jusqu'à l'oolithe supérieure. La découverte de certains fossiles, faite dans le courant de l'été dernier par M. Brunner, prouve que les couches verticales du sommet des passages, qui des bains du Gournigel conduisent à ceux du Weissenbourg, appartiennent aux terrains crétacés (néocomien).

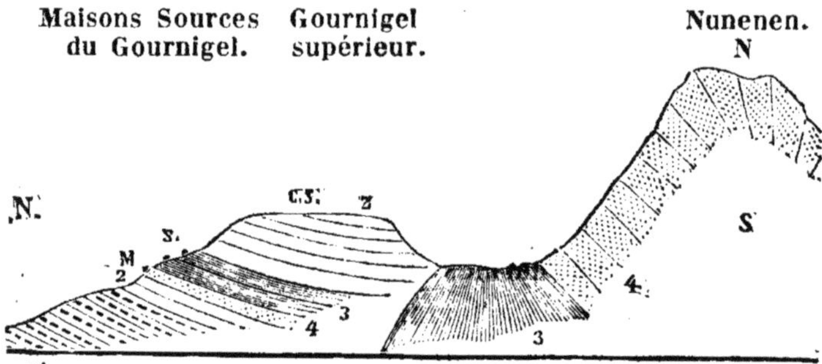

1. Molasse. 2. Flysch. 3. Dolomie et Gypse. 4. Calcaire jurass.

La planche ci-jointe indique toute la succession des terrains dont nous venons de parler. Elle représente une coupe théorique faite à travers la montagne depuis l'établissement du Gournigel jusqu'au sommet du passage de Morgeten.

Après cet exposé général, nous terminerons par quelques considérations sur le terrain au sein duquel les sources prennent naissance. Les diverses couches devront être étudiées dans les ravins creusés par les eaux de la Gürbe à l'est et par celles du Seeligraben à l'ouest.

Il est difficile de préciser le caractère minéralogique du flysch. En remontant le Seeligraben on y trouve un véritable encombrement de toutes les roches réunies. La marne grise et friable succède au calcaire noir le plus compacte, et de même depuis les grès fins jusqu'à la brèche granitique, renfermant des blocs de 20 pieds de grosseur, il n'y a souvent qu'une petite distance. Le caractère commun de tout cet assemblage de roches est l'absence de toute trace de restes organiques, à l'exception des empreintes d'algues, mentionnées plus haut. Ces algues se trouvent dans les couches marneuses conjointement avec certaines formes vermiculaires qui couvrent les surfaces des couches marneuses.

Au milieu de cet amas de grès et de calcaire marneux on trouve tout-à-coup une roche de calcaire blanc à cassure conchoïdale. Quelques fossiles rares, trouvés près du Bärenvorsatz, prouvent que c'est une roche jurassique, intercalée aux couches du flysch. La présence du gypse qui accompagne ordinairement ces dislocations confirme cette manière d'envisager l'apparition du calcaire. Cette roche occupe à peu près la hauteur du point d'émersion du Stock et du Schwarzbrünnli; malheureusement le gazon et le humus qui couvrent les environs de ces sources empêchent toute observation directe. La composition chimique des eaux et les travaux entrepris pour le cuvelage des sources, travaux dans lesquels on est arrivé sur des bancs de gypse, confirment l'opinion que ces sources prennent naissance dans le calcaire et le gypse dont nous venons de parler.

Nous devons en conséquence admettre comme probable que l'apparation des sources est dûe à cette dislocation extraordinaire, dont le résultat a été l'intercalation de la roche ancienne aux couches tertiaires du flysch.

Mode de formation. Nous avons cru qu'il était très-important de nous arrêter aussi longtemps sur la géologie peu connue du Gournigel et de ses environs, car on peut en déduire sur la formation de l'eau minérale des conclusions qui rentrent complètement dans le domaine des probabilités. La géologie, appelant à son aide la physique et la chimie, fera disparaître le prestige et avec lui les préjugés sur la formation des eaux minérales. Ce qui jusqu'à ce jour était expliqué au moyen de forces *primitives, mystérieuses,* le sera au moyen de la chimie et de l'électro-chimie. Déjà plusieurs savants, à la tête desquels nous mettrons *O. Henry*, ont donné une théorie naturelle de la formation des sources sulfureuses, et il est à espérer que les points encore obscurs s'éclairciront dans un avenir prochain.

On avait jusqu'à ce jour cherché à faire admettre deux sortes de sources sulfureuses, les premières *primordiales* ou *naturelles,* les secondes *accidentelles.* Les caractères différentiels qui leur étaient assignés ne sauraient guère supporter une critique et un examen judicieux. Du moment où la chimie explique leur formation, où la composition des dernières est aussi compliquée que celle des premières, etc., il n'y a pas possibilité d'admettre une pareille division. Le seul point de divergence que les sources sulfureuses présentent entre elles est que les unes sortent des terrains *primitifs*, *de transition* ou *secondaires*, tandis que les autres sont formées dans des terrains *tertiaires*. Celles des terrains tertiaires sont plutôt à base de chaux, tandis que les premières renferment les eaux sulfureuses à base de soude. Il serait beaucoup plus logique de les distinguer soit en désignant leur base, soit par l'indication du groupe géologique auquel elles appartiennent. En admettant ce mode de division, on aurait des *sources sulfureuses à base de soude* (terrains inférieurs) et des *sources sulfureuses à base de chaux* (terrains tertiaires).

TROISIÈME PARTIE.

ACTION PHYSIOLOGIQUE DES SOURCES SULFUREUSES.

L'action des eaux minérales sur l'organisme sain est d'autant plus difficile à déterminer que son mode d'emploi varie, qu'il se combine de diverses manières, et qu'on n'a pas toujours à sa disposition la facilité de faire des expériences comparatives. Au groupe de symptômes qui se sont développés chez nous et chez quelques autres personnes jouissant d'une bonne santé, nous avons ajouté ceux qui, par la constance de leur apparition dans des maladies affectant des systèmes de l'économie très-divers doivent être attribués à l'influence physiologique; cependant on retrouve des différences, qu'on doit mettre sur le compte des idiosyncrasies. De plus lorsqu'on veut séparer l'action des eaux prises en boisson de celle des bains, des douches, la difficulté augmente vu la combinaison de ces divers moyens thérapeutiques. La difficulté est encore doublée au Gournigel, parce que les deux sources sont souvent employées simultanément, et que comme nous le verrons, elles présentent des différences d'action importantes à noter. Nous donnerons donc le résultat des observations que nous avons été a même de faire, et qui ont surtout paru mériter notre attention, laissant de côté certains effets individuels qui se sont répétés trop rarement pour rentrer dans ces généralités. On comprendra facilement que ces recherches demandent à être complétées et contrôlées pendant un certain nombre d'années avant d'acquérir toute l'importance qu'on pourra leur attribuer avec le temps.

Les considérations suivantes sur l'eau en boisson se rapportent plus particulièrement à l'eau du Schwarzbrünnli. Les divers systèmes n'étant pas influencés d'une manière complètement analogue par l'eau du Stock, nous avons dû signaler ces différences dans un chapitre spécial. Il est inutile d'ajouter que lorsque les deux sources sont employées simultanément, les effets sur l'organisme participent de l'une et de l'autre, et présentent quelquefois des caractères spéciaux faciles à déduire, en tenant compte des divers degrés d'action, résultant de la différence de composition des deux sources, et de la dose de chacune d'elles.

A. EAU EN BOISSON.

A la dose de 3 à 5 verres, l'eau du Gournigel est généralement bien supportée par les organes digestifs; prise à jeun, l'organisme présente peu de changements physiologiques appréciables. Continuée pendant quelques jours à cette dose, on voit se manifester quelques-uns des symptômes provenant de l'influence des eaux sulfureuses. De ce nombre sont surtout une sensation particulière dans le cerveau, comparable au commencement de l'ivresse ; souvent une augmentation, plus rarement une diminution de l'appétit. L'eau n'agit pas encore d'une façon appréciable sur les mouvements péristaltiques de l'intestin, à part de très-rares exceptions. Au contraire nous avons remarqué que dans la plupart des cas où l'on n'augmentait pas la quantité d'eau, il se présentait plutôt de la disposition à la constipation. Du 5ème au 6ème jour, nous citerons comme symptômes ordinaires une céphalalgie passagère, de la paresse, une grande disposition au sommeil, une certaine inquiétude dans les membres, des douleurs erratiques, quelques bouffées de chaleur, sans changement marqué dans l'état du pouls. L'action diurétique commence déjà vers cette époque.

En augmentant successivement la dose jusqu'à 10 verres, on voit survenir dans la majorité des cas un effet purgatif après le 6ème ou le 7ème verre. Les évacuations sont caractéristiques, de consistance molle, puréiforme. Elles présentent une coloration noirâtre, une odeur particulière d'hydrogène sulfuré. Lorsque leur nombre ne s'élève pas au delà de 2 à 3, elles ne revêtent point les caractères des selles liquides purgatives ordinaires. Ces évacuations se font sans douleur, et ne laissent après elles aucun sentiment de faiblesse; aussi les personnes qui prennent les eaux peuvent-elles subir cet effet purgatif pendant plusieurs semaines consécutives, sans en être aucunement incommodées, et même avec un sentiment de bien-être progressif. Ordinairement cette action sur le canal intestinal est terminée au plus tard quelques heures après l'ingestion de l'eau, et les buveurs sont à l'abri de toute incommodité pendant le reste de la journée; la sécrétion des gaz intestinaux est aussi augmentée. Lorsque cette augmentation des mouvements péristaltiques et de l'activité intestinale s'est une fois établie, elle se renouvelle ordinairement tous les jours à la même dose d'eau, quelquefois même plus tôt, et les selles ne reviennent à leur proportion normale que vers la fin de la cure, lorsque le buveur d'eau diminuant chaque jour la dose, arrive à ne plus en prendre que quelques verres.

En même temps on observe presque toujours une augmentation de l'appétit tellement sensible, que les *curistes* attendent l'heure du dîner avec la plus vive impatience; à ce dernier symptôme se joint celui d'une digestion plus facile et plus rapide, surtout chez les personnes atteintes d'atonie des organes digestifs.

L'influence de l'eau sulfureuse sur la *sécrétion rénale* est de toutes la plus prononcée. Elle se fait sentir après les premiers verres d'eau et continue d'une manière non interrompue pendant plusieurs heures et même souvent toute la journée. Cette augmentation frappe au premier abord par son abondance, qui ne paraît pas en proportion avec la quantité des liquides ingérés. La première urine, émise après la boisson de l'eau, est claire, transparente, aqueuse, et ferait croire que l'eau n'a fait que passer rapidement par le torrent circulatoire pour être éliminée aussi vite que possible. Ce n'est qu'au bout de quelques heures qu'elle devient plus foncée, et qu'elle dépose; le sédiment, variable eu égard à sa couleur et à son intensité, est considéré par la plupart des observateurs comme critique; de fait il est ordinairement le précurseur d'une amélioration sensible. On serait tenté de croire au premier abord que cette action diurétique n'est qu'apparente, et qu'elle résulte de la plus grande quantité de liquide ingéré. Il n'en est cependant pas ainsi; car des expériences comparatives faites tant sur nous que sur quelques autres personnes, nous ont amené à constater une augmentation très-marquée de la totalité du liquide pendant 24 heures, sous l'influence de l'eau sulfureuse. Pour nous assurer que ce résultat n'était pas accidentel, nous avons répété nos observations plusieurs jours de suite, et les avons soumises au contrôle de la contre-épreuve quelques mois plus tard. Cette expérience, nous sommes le premier à l'avouer, est assez relative, et demande des précautions aussi minutieuses que des recherches comparatives longues et multipliées.

Nous nous bornons aujourd'hui à l'indiquer, nous réservant de continuer nos investigations, afin de contribuer si possible à éclaircir ce point de physiologie pathologique. La proportion quantitative des sels contenus dans l'urine, se trouve ordinairement modifiée, mais d'une manière très-variable. Cependant dans la majorité des cas il paraît y avoir augmentation de l'urée et proportion plus grande des phosphates. Un point très-important, c'est l'apparition de substances chimiques accidentelles, c'est-à-dire qui à l'état normal ne se trouvent pas dans l'urine, et dont la présence doit être attribuée a l'influence de la médication. Le soufre rentre dans cette catégorie, et quoique difficile à découvrir, il paraît s'y retrouver sous d'autres formes et dans d'autres combinaisons qu'à l'état de sulfate et d'acide sulfurique. N'étant pas assez versé dans les manipulations chimiques pour préciser davantage notre opinion, nous nous contenterons d'indiquer ce résultat auquel nous croyons être parvenu, laissant à des mains plus habiles le soin de compléter ces recherches. L'augmentation de la sécrétion urinaire ne cesse ordinairement que quelque temps après la terminaison de la cure.

La *peau* est moins influencée par l'eau prise en boisson que les deux organes sécréteurs dont nous venons de parler. A moins d'être secondée, soit par une augmentation de la chaleur atmosphérique, soit par l'influence des bains chauds, l'eau ne provoque que fort rarement la transpiration, hors les prédispositions individuelles. Nous avons cependant vu quelques personnes qui se plaignaient de démangeaisons; nous n'avons observé qu'une seule fois une éruption roséolaire pendant l'usage de l'eau en boisson seulement.

La *respiration* ne nous a pas paru modifiée par l'eau sulfureuse en boisson. Les mouvements respiratoires sont plus faciles et plus étendus que dans la plaine;

mais ce changement doit être attribué bien plus à l'air vif de montagne et à la raréfaction des couches atmosphériques qu'à l'effet des eaux. Ce changement se retrouve autant chez les personnes qui ne font pas la cure, que chez celles qui emploient l'eau soit en boisson, soit en bains.

Il n'en est pas ainsi de la *circulation*, qui subit des modifications importantes. Rarement augmentés, souvent stationnaires, les battements du cœur et des artères ont diminué de fréquence assez de fois pour ne plus pouvoir être considérés comme exceptions. L'artère radiale a indiqué en moyenne dans ces observations une diminution de 4 à 8 pulsations par minute, et nous avons même constaté sur un de nos confrères, âgé d'environ 36 ans, médecin praticien distingué, une diminution plus forte, (la plus forte que nous ayons trouvée), car chez lui le pouls qui à l'état normal était de 72 pulsations par minute, tomba sous l'influence de l'eau du Schwarzbrünnli à 56. Ce changement augmentait ordinairement à partir du 3ème verre, allait crescendo jusqu'au 8ème, et pendant la journée se rapprochait peu à peu du type normal, sans cependant y revenir complètement. Cette diminution chez ce médecin n'a fait place à l'ancien nombre de pulsations que quelque temps après la terminaison de la cure. Il était affecté de dyspepsie.

La *menstruation* présente aussi des changements très-remarquables sous l'influence de l'eau minérale. Nous avons eu soin de prendre depuis 2 ans des notes exactes sur cette action physiologique de l'eau sulfureuse. 36 fois sur 47 observations relatives à des personnes atteintes d'affections non utérines, les époques ont été avancées de 2 à 12 jours (6 jours en moyenne). Presque toujours l'apparition de cet acte physiologique n'a présenté que peu ou point de symptômes précurseurs, aucun dérangement insolite et la quantité totale de la déperdition mensuelle a subi une augmentation notable. Deux fois il y a eu retard de 3 à 5 jours.

Comme je l'ai déjà dit au commencement de ce chapitre, l'eau du Schwarzbrünnli a une influence marquée sur le système nerveux, influence qui nous a paru tenir le milieu entre les stupéfiants et les antispasmodiques. Tant que l'eau n'agit pas d'une manière dérivative en activant les sécrétions, on remarque du côté des centres nerveux une sorte d'ivresse commençante, de la céphalalgie, surtout une disposition au sommeil et un accablement presque insurmontables. Les facultés intellectuelles paraissent plus obtuses, et les buveurs d'eau disent qu'ils se trouvent tout à fait incapables de se livrer au moindre travail qui demande de l'étude et de la réflexion. Assez souvent excitées pendant les premiers jours, les affections rentrant dans la classe des névroses, paraissent bientôt neutralisées et soumises à une influence narcotico-antispasmodique, qui doit prendre une place considérable dans l'action médicatrice des eaux sulfureuses vis-à vis de certaines affections rentrant dans la classe des névroses et des névralgies. Plus rarement la peau est le siége d'un surcroît de sensibilité.

Lorsque la dose d'eau est portée au-delà du maximum, ce que l'on a quelquefois l'occasion d'observer chez des individus, qui, calculant la quantité d'eau bue pendant une saison ordinaire, pensent arriver au même résultat en doublant le nombre des verres, afin de rester la moitié moins de temps, on constate les symptômes d'une surexcitation générale, à laquelle presque tous les systèmes prennent part. Le ventre est ballonné, la bouche mauvaise, l'estomac dérangé et l'épigastre sensible, jusqu'à ce qu'une selle vienne diminuer l'intensité de ces symptômes. Dans un cas où nous avons été appelé à donner nos soins à un paysan des environs, qui était venu le dimanche pour danser, et qui, quoique en bonne santé s'était amusé à boire presque coup sur coup 24 verres d'eau du Schwarzbrünnli, nous avons constaté qu'il y avait violent mal de tête, étourdissement, chaleur au front, congestion de la face et des yeux, et perte de connaissance incomplète. A notre arrivée cet individu était évidemment sous l'influence d'un coup de sang qui, grace à une saignée immédiate et à de puissants dérivatifs, n'eut pas de suites plus fâcheuses.

DIFFÉRENCE D'ACTION ENTRE L'EAU DU STOCK ET CELLE DU SCHWARZBRÜNNLI.

L'eau du Stock agit plus rapidement sur le canal intestinal et provoque plus souvent une action analogue à celle des purgatifs salins. Les évacuations alvines sont plus liquides et plus nombreuses lorsqu'on arrive a prendre de 8 à 12 verres d'eau; quelquefois cet effet purgatif se continue pendant une partie de la journée. L'action diurétique est tout aussi prononcée quant à la quantité seulement. Pas de diminution marquée dans le nombre des pulsations artérielles; la menstruation est aussi influencée quoique à un degré moindre que par l'eau du Schwarzbrünnli. Le système nerveux est bien moins impressionné, car tous les symptômes de somnolence, d'ivresse, d'abattement sont moins intenses, disparaissent peu de temps après la boisson de l'eau et, au bout de quelques jours, lorsque l'organisme commence à s'habituer à cet agent, ils sont complètement nuls.

B. BAINS.

La température du bain et sa durée ont une grande influence sur son action physiologique. Tels que nous les prescrivons ordinairement, c'est à dire tièdes, de 32 à 35° C. (26 à 28° R.), ils sont bien supportés, et à ce degré de chaleur, les sels contenus dans l'eau sont beaucoup plus facilement absorbés et complètent l'action de l'eau prise en boisson. Ils n'ont point d'action irritante locale; ils calment en même temps la peau et principalement le système nerveux. Nos eaux n'offrent pas cet onctueux que l'on trouve dans certaines sources sulfureuses surtout thermales. La réaction qui se fait sentir après leur usage n'est que fort modérée, souvent à peine sensible. Ils n'occasionnent pas de congestion cérébrale, et pendant que l'on se trouve dans le bain, le pouls présente le même phénomène de diminution dans le nombre des pulsations que celui noté à l'occasion de l'eau prise en boisson. Dans le bain, cette diminution nous a paru plus régulière et plus constante, variant rarement au-delà de 4 à 8 pulsations en moins par minute. A part ce symptôme, la circulation n'offre rien d'anormal; la tête est libre, à moins de circonstances particulières. Il y a aussi en moyenne une diminution de 2 à 4 inspirations et expirations par minute. La sécrétion urinaire est considérablement augmentée pendant et immédiatement après la sortie du bain, la peau devient plus moite; elle est plus impressionnable. Les bains facilitent souvent l'action purgative de l'eau. L'eau du Stock, lorsqu'elle est arrivée dans les baignoires, a perdu à peu près complètement son odeur sulfureuse. Lorsqu'on la chauffe au-delà de 80 degrés, les sels qu'elle contient en dissolution commencent à se séparer, et donnent au bain une couleur laiteuse dûe surtout aux sels à base de chaux. L'eau contenant ces sels calcaires en suspension agit en excitant davantage la peau.

Frais, les bains sont supportés moins longtemps, et la réaction consécutive est beaucoup plus marquée. La peau devient rouge, la circulation capillaire des parties superficielles est augmentée. Cette réaction fait peu à peu place à l'état normal. Les bains frais agissent comme toniques et fortifiants en général, et comme toniques de la peau en particulier.

Les bains chauds (au-delà de 36° C.), surtout quand ils sont un peu prolongés, produisent non-seulement une plus grande réaction, mais une vive irritation de la peau. Nous ne les employons que dans les cas où des indications spéciales nous font désirer cette irritation qui doit alors être considérée comme une dérivation étendue. Dans le bain chaud, le pouls augmente de fréquence, la tête se congestionne, la peau devient rouge et sensible. L'absorption cutanée est alors presque nulle, et l'action de l'eau se concentre sur le derme et l'épiderme. Lorsqu'ils sont continués pendant quelque temps, cette congestion périphérique devient permanente et provoque la *poussée* qui n'est autre chose qu'une inflammation du derme. La poussée est précédée et accompagnée des symptômes ordinaires qui se trouvent décrits par les médecins des sources où ce phénomène est la règle.

Plus on y ajoute d'eau du Schwarzbrünnli, plus le bain paraît agir comme tonique, lorsqu'il n'est pas prolongé au-delà d'une demi heure et que l'on ne dépasse pas 27 ou 28° R. En suivant ces règles, il est très-rare de voir survenir une irritation spéciale de la peau, à moins d'une tendance toute particulière à la crise par cet émonctoire, crise que je n'ai retrouvée que chez des personnes qui avaient été atteintes auparavant d'affections de la peau, ou qui en souffraient dans le moment même. Cette turgescence cutanée a coïncidé alors avec une amélioration sensible de l'état des organes, surtout abdominaux, généralement affectés, maladie que beaucoup de médecins ne balanceraient pas à attribuer à la répercussion de la maladie cutanée. La fièvre d'éruption n'a jamais été assez forte, ni pour suspendre le traitement, ni pour nécessiter des modifications importantes dans la direction de la cure.

C. BAINS AVEC ADDITION DE BOUE MINÉRALE.

Peu employés jusqu'à ce jour, nous en avons fait l'essai dans un cas d'ulcères variqueux avec éruption eczémateuse trop étendue pour permettre des fomentations. Ces bains ont d'abord augmenté l'écoulement des vésicules, occasionné de vives démangeaisons, et produit dans le membre malade une augmentation de température avec rougeur de la peau assez semblable à l'action des sinapismes. Peu à peu ces symptômes se sont calmés, et l'amélioration a marché rapidement. Ces bains nous ont paru très-excitants; la peau se couvre de particules soufrées et en reste tellement imprégnée que même quelque temps après la cessation des bains, l'individu dont nous avons parlé, répandait une odeur sulfureuse toute particulière, qui était encore augmentée par les frictions.

D. BAINS DE VAPEUR.

Les bains de vapeur ne se distinguent des bains chauds que par un plus haut degré de température et une action plus excitante et plus dérivative sur la peau. A l'état de vapeur, les parties minérales de l'eau n'ont plus la moindre action ni physiologique ni thérapeutique; aussi n'attribuons-nous aucun effet spécial aux principes contenus dans les bains de vapeur d'eau minérale, et les études comparatives que nous avons été à même de faire pour d'autres sources nous ont confirmé dans cette opinion. En général nous n'employons les bains de vapeur que dans les cas où ils sont indiqués soit par la nature de la maladie, soit que nous ayons en vue des indications particulières. Un des motifs qui nous ont engagé à en restreindre l'emploi, est la vivacité de l'air par les temps pluvieux et la facilité des refroidissements sous l'empire de ces circonstances, vu la plus grande susceptibilité de la surface cutanée après l'usage de cet agent thérapeutique.

E. DEMI-BAINS ET BAINS LOCAUX.

Nous entendons par demi-bains ceux où la partie inférieure du corps seule est plongée dans l'eau. Nous ne les trouvons indiqués que dans quelques cas spéciaux et surtout chez les personnes qui ne peuvent rester dans un bain entier sans être prises d'une grande gêne de la respiration, de palpitations ou de congestions cérébrales. Ces bains ne présentent aucune action différente de celle des bains entiers; il faut seulement recouvrir avec soin les parties du corps qui se trouvent hors de l'eau. Nous ne les employons que fort rarement à cause des précautions qu'ils exigent.

Les bains locaux se bornent ici aux pédiluves et aux maniluves. En dehors de son action dérivative que notre eau minérale partage avec l'eau ordinaire à divers degrés de température, depuis l'eau froide jusqu'à l'eau très-chaude, l'eau sulfureuse nous a paru calmer les démangeaisons qui accompagnent certaines maladies cutanées, et plus spécialement le prurit de l'eczéma chronique.

F. BAINS DE SIÉGE.

Assez souvent employés, soit de Schwarzbrünnli pur, soit mélangé avec l'eau du Stock, dans les affections des organes du bassin et du rectum. Ils facilitent les hémorrhagies, soit hémorrhoïdales, soit utérines, calment l'irritation et modifient avantageusement les membranes muqueuses en diminuant l'engorgement et surtout la secrétion catarrhale, tant du vagin que de l'urètre et du rectum.

G. ABLUTIONS.

Elles sont surtout mises en usage dans notre établissement par les campagnards qui les font d'une manière toute particulière. A cet effet ils mettent à découvert la partie qu'ils veulent laver sous le robinet du cabinet de douche qui se trouve derrière le Schwarzbrünnli; après l'avoir bien lavée, ils vont, lorsque faire se peut, sécher la partie lavée au soleil. Cette opération est ordinairement répétée quelquefois de suite. Plusieurs personnes nous ont assuré que, par cette pratique, elles avaient été soulagées de douleurs rhumatismales chroniques et même dans certains cas complètement guéries. Nous avons vu un autre cas où cet emploi, joint à l'usage de l'eau à l'intérieur, a été suivi d'amélioration; l'observation porte sur un jeune homme qui, à la suite d'une fièvre typhoïde, était atteint d'une paraplégie complète du sentiment, incomplète du mouvement. Après une cure de 4 semaines, où rien ne fut employé que ces lavages répétés et l'eau à l'intérieur, la marche était possible et la sensibilité avait reparu quoique obtuse. Dans certains ulcères chroniques, ces ablutions agissent aussi avantageusement. Les névralgies, surtout de la tête, sont favorablement influencées par ces ablutions. Nous les avons employées non-seulement comme toniques de la peau, mais nous serions assez disposé à leur accorder une action sédative marquée sur le système nerveux, principalement sensitif.

II. FOMENTATIONS.

Faites froides ou légèrement tièdes, on emploie à cet effet soit l'eau du Schwarzbrünnli, soit la boue minérale du Stock. Elles présentent des propriétés cicatrisantes et constringentes particulières; aussi sont-elles mises en usage avec beaucoup de succès dans les varices et les ulcères variqueux. Elles doivent être continuées sans interruption pendant quelque temps. Trop mouillées elles provoquent quelquefois sur les individus à peau délicate une éruption eczémateuse qui guérit, même en continuant l'emploi du médicament. Cette affection cutanée nous a paru avoir, dans les cas où nous l'avons observée, une influence favorable sur le terme de la maladie, et nous nous sommes demandé si cette éruption ne serait pas l'analogue de la poussée, seulement qu'au lieu d'être générale elle est simplement locale. La boue d'eau minérale qui, comme on peut le voir d'après le résultat de l'analyse, contient ⅔ de soufre, a été à nos yeux beaucoup trop négligée, et nous espérons plus tard pouvoir en étendre l'emploi et démontrer expérimentalement surtout ses propriétés thérapeutiques dans les affections scrofuleuses, certains engorgements chroniques des articulations, les varices et ulcères variqueux, les plaies anciennes et les douleurs névralgiques dont ces dernières sont souvent le siége; enfin poser les règles de son emploi, qui jusqu'ici n'a pas obtenu le degré d'attention que paraît comporter son influence thérapeutique.

I. DOUCHES.

Les douches employées à divers degrés de température et de force, se sousdivisent de nouveau en douches en arrosoir, à jet de divers calibres, en douche écossaise, etc., dont les effets ne nous ont pas paru différer de ceux des douches d'eau ordinaire ou de toute autre eau sulfureuse. L'eau minérale reste en général trop peu de temps en contact avec la surface cutanée pour permettre l'absorption des parties médicamenteuses. Cette remarque est surtout applicable aux douches où la force de percussion est considérable, et où l'eau est employée à une température peu élevée. Dans le cas opposé, lorsqu'on emploie la douche en arrosoir après un bain tiède et faible, une petite partie du liquide peut-elle être absorbée, ou tout au moins le soufre qu'elle contient en suspension est-il retenu à la surface de la peau? Pourrions-nous attribuer à cette circonstance l'action tonique plus marquée de ce genre de douches données avec l'eau du Schwarzbrünnli? Celle-ci agit probablement alors d'une manière analogue aux ablutions, seulement plus activement. Pour que cet effet tonique se produise, il faut que la douche soit très-faible et qu'elle frappe lentement sur la partie qui est exposée à son action.

D'Olière (1) indique comme une suite des douches d'eau sulfureuses très-fortes des traces de paralysie partielle de la peau. Quoique nous ayons souvent dirigé notre attention sur l'apparition de ce symptôme, nous ne l'avons jamais observé, même lorsque la douche était assez intense pour provoquer une sensation douloureuse.

Les douches froides sont excitantes et consécutivement toniques. A la période de froid succède bientôt un sentiment de chaleur qui se répand sur toute la surface du corps, active la circulation capillaire et provoque la rougeur de la peau. Cette action révulsive,

---

(1) D'Olière, Die Schwefelwasserquellen zu Nenndorf. Cassel, 1836, pag. 99.

pour être favorable, doit se montrer bientôt après l'emploi du remède et dans les cas où elle est tardive, nous cherchons à l'activer soit par des frictions sèches, soit par le mouvement en plein air. Un sentiment agréable de chaleur sans forte disposition à la transpiration se fait sentir, le pouls d'abord légèrement accéléré revient à l'état normal. On comprend toute l'efficacité qu'on peut retirer dans la pratique de ce moyen perturbateur énergique dans un grand nombre d'affections chroniques internes, et surtout contre la congestion d'organes importants. Les douches froides calment aussi l'état de surexcitation du système nerveux. Leur emploi s'est considérablement étendu, surtout depuis l'introduction de l'hydrothérapie dans la pratique médicale, et depuis que des succès presque inespérés en ont rendu l'usage peut-être trop fréquent. Ce remède étant très-énergique, nous ne saurions recommander trop de prudence et de sagacité dans son emploi. C'est une épée à double tranchant; aussi ne doit-on en faire usage qu'avec beaucoup de précautions, d'abord relativement à la maladie, ensuite à l'âge, à la constitution, à l'état des principaux organes, etc. Il est aussi très-important, surtout dans la douche à forte percussion, de la recevoir sur des parties qui offrent une certaine résistance, par ex. la colonne vertébrale, l'épaule, les extrémités, en changeant de position afin d'étendre son action. Lorsqu'il se présente la moindre disposition aux congestions cérébrales, il faut éviter de la recevoir en plein sur la tête, car la réaction pourrait être suivie de complications fâcheuses. Il en est ainsi de la région abdominale. Même dans les cas où une tumeur locale indique le lieu d'élection, il y a avantage à ne pas limiter l'action de la douche au point malade, surtout lorsqu'on cherche à produire la résolution d'engorgements. Cette résolution se fait plus facilement lorsque la réaction s'effectue sur une surface étendue, et l'on a moins à craindre la suppuration et ses suites.

La douche de pluie (en arrosoir) excite plus vivement la peau que la douche à jet, et nous avons trouvé qu'elle est surtout favorable dans les affections nerveuses. Nous nous bornons à constater le fait, sans rechercher si la surprise et l'ébranlement, causés par l'effet particulier de cette douche, jouent un rôle important dans la plus grande efficacité de cette variété de douches. Nous regrettons de n'avoir pas encore de douches écossaises, mais la construction projetée d'une nouvelle maison de bains mieux organisée nous permettra de faire introduire cette amélioration très-désirable dans le service des bains.

J. DOUCHE ASCENDANTE.

D'après son mode d'emploi, la douche ascendante est ou dérivative ou tonique. Son usage demande un examen rigoureux, car l'application intempestive de ce médicament peut avoir des suites fâcheuses. On emploie principalement l'eau du Schwarzbrünnli pour les douches ascendantes; elle présente une action différente de celle de l'eau ordinaire; surtout à une basse température ses propriétés résolutives et toniques sont plus marquées. L'intensité de la douche, la force de sa chute, la dimension du jet, la quantité de l'eau introduite par cette voie dans la partie inférieure du canal intestinal, la plus ou moins grande fréquence de son emploi varient d'après les indications morbides. La douche ascendante étant un remède énergique ne peut pas être employée à la légère, et le médecin doit peser mûrement les indications et les contre-indications avant d'en conseiller l'usage. Nous l'avons surtout appliquée avec succès dans les engorgements abdominaux, les hémorrhoïdes, la constipation; et tiède dans le but de combattre les congestions cérébrales, etc.

K. DOUCHES VAGINALES.

Ces douches modifient profondément la vitalité des organes sur lesquels elles agissent immédiatement. Tièdes et faibles, elles influencent favorablement l'utérus engorgé, facilitent la résolution de cet état morbide et ramènent l'organe de la gestation à son état normal. Froides, elles sont toniques et excitantes, activent la circulation; elles sont indiquées dans plusieurs affections utérines et vaginales. A cette action propre des irrigations continues, nous ajouterons les propriétés particulières de l'eau du Schwarzbrünnli; ces propriétés se font principalement remarquer par leur influence spéciale sur la muqueuse. Son action astringente diminue rapidement les écoulements dont elle peut être le siége et les ramène à leur sécrétion physiologique. Les indications des douches vaginales deviennent assez fréquentes, et l'usage qu'on en fait est souvent suivi des résultats les plus favorables. Ce que nous avons dit sur la durée, l'intensité, la fréquence, etc. de la douche ascendante s'applique aussi à celles du vagin, qui sont de même soumises aux règles des indications générales et spéciales.

L. DOUCHES VÉSICALES.

Leur action physiologique ne diffère que peu de celle des douches vaginales, seulement les propriétés excitantes paraissent plus prononcées et plus intenses; aussi avons-nous eu soin dans un cas où leur emploi était suivi d'une sensation de brûlure, de mélanger l'eau avec une solution de gomme. Nous les avons employées deux fois contre des affections catarrhales chroniques de la vessie accompagnées d'atonie, atonie qui nécessitait chez l'un des malades l'emploi journalier de la sonde. Le résultat a été satisfaisant. Nous nous sommes servi de la sonde à double courant de J. Cloquet.

Mode d'administration.

Les eaux du Gournigel sont principalement prises à l'intérieur, à la dose de 2 jusqu'à 12 verres [1] le matin. On arrive ordinairement au maximum prescrit en augmentant chaque jour la dose d'un verre, et les derniers jours de la cure, on diminue en progression inverse dans les proportions de 10, 8, 6, 4 verres. Quoique les eaux se digèrent d'ordinaire très-facilement, elles ont cependant besoin d'être *promenées*. Les personnes qui en font usage doivent en général mettre un quart d'heure d'intervalle entre chaque verre, et profiter de ce temps pour faire de l'exercice. Lorsque la boisson des deux eaux est conseillée simultanément, il sera dans la plupart des cas indiqué de commencer par la source la plus faible, c'est-à-dire

---

(1) Nous entendons par verre 6 onces, soit 180 grammes d'eau.

l'eau du Stock, et de ne passer au Schwarzbrünnli qu'après avoir bu toute la dose indiquée du Stock. Les buveurs qui se sentent incommodés par des éructations ou un peu de gonflement, et ceux qui se plaignent que les eaux *ne passent pas*, se trouveront ordinairement soulagés par l'usage de l'anis ou du fenouil après chaque verre d'eau. Si l'eau n'était pas supportée au degré de température de la source, ce qui arrive quelquefois dans certaines affections de poitrine, on devrait alors la couper, soit au moyen d'eau minérale chauffée dans des cruches fermées, soit en plaçant la bouteille dans une vase contenant de l'eau chaude. Cependant nous préférons l'ordonner autant que possible à sa température naturelle. On avait conseillé, lorsque l'eau ne pouvait être prescrite qu'à très-faible dose, de la couper avec du lait, de l'étendre d'eau. Nous croyons cette pratique peu rationnelle, car ces mélanges changent la composition de l'eau, et le nouveau liquide ne représente plus le médicament qu'on voulait mettre en usage. Mieux vaut prendre des doses très-faibles et quelques onces seulement dans la journée que de recourir à ces mélanges. On devra mettre au moins une heure d'intervalle entre le dernier verre d'eau et le déjeûner.

Pendant le reste de la journée, on s'abstiendra complètement de toute boisson d'eau minérale, du moins dans la majorité des cas. Anciennement il était d'un usage assez général de prendre dans la soirée, quelques heures après le dîner, une quantité d'eau presque égale à la dose du matin. Les inconvénients inhérents à cet usage en ont fait restreindre considérablement l'habitude, surtout chez les personnes atteintes de maladies chroniques du canal intestinal. Chez les personnes à digestion lente, on devra surtout insister contre un abus pareil et les rendre attentives sur la possibilité de conséquences fâcheuses, si, entraînées par l'exemple, elles voulaient enfreindre cette recommandation. Les malades auxquels l'eau est conseillée le soir, ne devront ni commencer à boire avant $5\frac{1}{2}$ ou 6 heures, ni porter la dose au-delà de quatre verres. Quant à la question de savoir s'il est plus avantageux de boire l'eau à la source ou à l'établissement, elle ne peut être résolue d'une manière générale, car elle dépend de la constitution des malades, du genre et de la variété de leur affection, et enfin de la température atmosphérique.

On expédie chaque année plusieurs milliers de bouteilles d'eau du Gournigel à l'étranger. Les personnes qui se voient dans la nécessité de faire leur cure loin de l'établissement, devront autant que possible se conformer aux prescriptions recommandées, soit dans ce chapitre, soit à l'article hygiène. Elles feront surtout choix d'une nourriture qui ne paralyse pas les effets de l'eau.

Les bains sont en général considérés comme adjuvants de l'eau en boisson; ils forment cependant quelquefois la partie principale de la cure. Leur durée ordinaire est de 20 à 30 minutes, leur température de 32 à 35° C. Il est inutile d'observer que cette règle est soumise à de nombreuses modifications, provenant des indications qui résultent de l'individualité morbide. Les douches, les lotions et les autres modes d'emploi de l'eau ne peuvent non plus être soumis à aucune règle; ils subissent des différences variables à l'infini, d'après le résultat que l'on se propose d'atteindre et la maladie qui en indiquera l'usage.

Durant la menstruation, on suspend, règle générale, les bains, douches, etc., et ordinairement aussi, du moins pendant les deux premiers jours, l'eau en boisson, à moins d'indication spéciale.

Durée de la cure.

La durée ordinaire d'une cure ou saison est de 20 à 24 jours. Cependant cette règle, si c'en est une, doit nécessairement subir de nombreuses exceptions. La limitation du temps faite à l'avance devrait être bannie complètement des ouvrages de balnéographie et ne plus avoir cours dans la science. Nous comprenons qu'on puisse fixer un laps de temps approximatif dans un cas spécial donné, mais qu'on veuille désigner à l'avance un nombre de jours immuable pour les maladies les plus diverses, presque toujours chroniques, ayant souvent résisté aux médicaments employés généralement avec succès dans des affections analogues, ce n'est ni dans l'intérêt de la science, ni dans celui de l'humanité souffrante. Même dans une affection spéciale, peut-on prévoir d'avance l'action de l'eau minérale sur l'individu et sur sa maladie, peut-on lui prédire qu'à tel jour, telle heure, la cure sera terminée? Nous possédons un nombre considérable d'exemples du contraire, aussi sommes-nous très-prudent et le devenons-nous tous les jours davantage dans la fixation anticipée d'une époque où la cure sera irrévocablement terminée. Si au moins l'on pouvait remédier à cet inconvénient en retenant les malades quelques jours de plus, lorsqu'on peut prévoir par les symptômes d'amélioration, qu'ils obtiendraient un résultat beaucoup plus satisfaisant, même une guérison complète, il n'y aurait pas grand inconvénient à leur fixer un terme. Il n'en est malheureusement pas souvent ainsi, et bon gré mal gré, ils se disposent à partir. Plus d'un malade s'est reproché dans la suite cette prompte détermination. C'est souvent une perte de temps et d'argent que de partir à terme fixe; en effet, quelques jours de plus auraient peut-être suffi pour opérer une guérison complète ; la simple amélioration ramène souvent ces mêmes malades aux eaux l'année suivante. La maladie étant d'une année plus ancienne, elle est aussi plus difficile à déraciner et nécessite un traitement d'autant plus long que souvent les malades semblent s'habituer à l'action du médicament.

Hygiène du baigneur et du buveur d'eau minérale.

Les règles générales sont celles qu'on retrouve dans tous les ouvrages traitant de cette partie importante de la thérapeutique. Comme dans la pluralité des cas, le régime est un des compléments nécessaires de la cure, et qu'il aide puissamment l'action de l'eau minérale, nous croyons qu'il est urgent d'y consacrer quelques lignes et d'en tracer les principales indications. La nourriture ordinaire consiste en une soupe le matin et le soir à 8 heures, et en un dîner composé d'un grand nombre de plats. Les fruits verts, les viandes salées, les acides tels que salade etc. en sont complètement exclus, vu que dans tous les cas ils sont nuisibles. D'autres aliments, tels que les pâtisseries, ne conviennent pas à tous les malades ni dans toutes les maladies, et plus particulièrement chez les personnes atteintes d'affections de l'estomac; aussi ces dernières devront-elles se tenir en garde contre la tentation. Le potage du déjeûner peut dans certains cas être remplacé par un café léger, du thé, mais jamais sans indication spéciale. Le soir, il est avantageux de pouvoir se contenter d'une soupe, vu que le lendemain matin l'estomac vide de tout aliment et reposé des fatigues de la veille, est plus apte à digérer facilement l'eau minérale. Les mets gras ont une influence fâcheuse sur le résultat de la cure; nous ne pouvons trop engager nos baigneurs à s'en abstenir complètement pendant toute la durée de leur séjour dans l'établissement et même, si faire se peut, encore quelque temps après. Le lait, le beurre, le fromage rentrent dans cette classe d'aliments, et nous croyons devoir en faire une mention spéciale, car plus d'une fois des malades ont eu à regretter de n'avoir pas suivi nos recommandations journalières à cet égard. L'estomac et les intestins soumis à l'influence de l'eau sulfureuse ne les supportent pas facilement et ils donnent fréquemment lieu à l'indigestion et à ses suites fâcheuses. Le vin est ordinairement bien supporté, et un vin vieux forme souvent un complément avantageux du traitement.

L'exercice en plein l'air est à recommander à la grande majorité des malades. L'air pur et léger des montagnes dont nous aurons occasion de parler plus tard au chapitre de la pathologie générale est ordinairement un adjuvant essentiel. Tout en cherchant à en jouir, on doit se mettre en garde contre les changements de température. Vu l'élévation du bâtiment des bains, l'air y est vif, les matinées et les soirées fraîches; un orage, une pluie refroidit rapidement l'atmosphère ; aussi malgré les chaleurs de la plaine dans les mois d'été, tout baigneur doit-il nécessairement garnir sa garderobe d'habillements chauds et d'un manteau. Il est rare que pendant un séjour de trois semaines on n'ait pas l'occasion de s'en servir, et toute personne qui connaîtra à l'avance la position géographique de l'établissement, comprendra sans autre commentaire l'importance de notre recommandation. Qu'il nous suffise d'ajouter à ces observations que, sous l'influence des eaux, et surtout des bains et des douches, le corps est plus sensible aux variations atmosphériques, et qu'en négligeant de se couvrir de vêtements chauds, on courrait beaucoup plus grand risque d'être atteint de refroidissement. Les personnes habituées à porter des vêtements de laine ne devront sous aucun prétexte quitter leur flanelle.

Un dernier précepte à suivre est celui de ne pas dépasser les prescriptions du médecin et de les suivre exactement. Ce conseil n'est rien moins que superflu, car il se trouve souvent des amis officieux donnant des directions qui pour eux peuvent parfaitement convenir, mais non pas pour ceux qui les reçoivent; nous avons plus d'une fois vu des malades se repentir amèrement d'avoir cédé à de pareilles sollicitations.

QUATRIÈME PARTIE.

PATHOLOGIE ET THÉRAPEUTIQUE GÉNÉRALES.

Chaque maladie a sa manière d'être particulière, son mode d'existence dépendant principalement de l'état de l'individu sur lequel elle est venue s'implanter et prendre naissance. L'évidence de ce principe ressort plus particulièrement de l'étude des maladies chroniques, qui réagissent sur l'économie tout entière et peuvent modifier à la longue la constitution des personnes qui sont atteintes d'affections de ce genre. Le médecin dans l'application des agents thérapeutiques devra tenir un compte particulier de l'état général; en suivant ces directions basées sur l'expérience, il prescrira souvent, avec succès, le même médicament dans des affections fort diverses en apparence. C'est que, dans ces cas, le remède s'attaque à la *cause* dont l'existence peut se révéler sous des formes très-diverses, donnant lieu, au premier aspect, à des symptômes qui n'offrent aucun point d'analogie.

Pour juger, en connaissance de cause, de la valeur thérapeutique d'une eau minérale, il faut tenir compte de sa composition chimique, de ses divers modes d'administration, des conditions hygiéniques, de l'action physiologique et enfin de l'observation des phénomènes présentés par les malades soumis à son action. C'est ce que nous allons tenter pour les deux sources du Gournigel.

1. Composition chimique.

Ces deux sources appartiennent à la classe des eaux sulfureuses froides, avec prépondérance des sels à base de chaux. Toutes deux renferment une quantité de fer assez considérable pour que cet agent doive être pris en considération. Viennent ensuite les sels purgatifs dont l'action principale se concentre sur le canal intestinal et donne à ces eaux des propriétés purgatives qui manquent dans la majorité des sources appartenant à cette classe. Le Stock surtout renferme à peu près une quantité double de sulfate de magnésie; par là s'explique son action purgative plus active, propriété que l'observation clinique avait démontrée, bien avant qu'elle eût été constatée par les résultats de l'analyse.

Le Schwarzbrünnli contient environ 14 fois plus d'hydrogène sulfuré que le Stock, et deux sulfures qu'on ne retrouve pas dans la première source. Ces grandes différences dans la composition chimique des deux eaux en question correspondent exactement avec leur différence d'action thérapeutique.

2. Modes d'administration.

L'eau en boisson forme la base des cures au Gournigel; elle était même autrefois presque exclusivement employée sous cette forme. Comme nous l'avons déjà fait remarquer, nous prescrivons autant que faire se peut l'eau sans aucune addition ni mélange. Son action diurétique et purgative est plus ou moins prononcée, cependant les exceptions à la règle générale, surtout quant à l'augmentation de la sécrétion intestinale, ne sont pas rares. Lorsque les selles sont régulières, il n'est pas généralement nécessaire d'activer l'action de l'eau par l'addition de purgatifs. Si, au contraire, on voit survenir (ce qui arrive quelquefois pendant l'emploi du Schwarzbrünnli surtout) de la constipation avec des symptômes d'excitation, on aura recours aux sulfates de magnésie, de soude, aux pilules ou aux grains sulfureux, d'après l'indication spéciale. Ces signes passagers d'excitation ne sont point une contre-indication à la cure par l'eau minérale, mais ils indiquent souvent qu'il faut modifier la direction à donner au traitement.

Il est important d'observer que souvent il est avantageux d'empêcher l'effet purgatif de se produire, de là deux méthodes de traitement par l'eau en boisson, que nous désignerons sous la dénomination de cure non purgative et de cure purgative.

a) Cure non purgative. On a recours quelquefois au Stock, mais plus souvent au Schwarzbrünnli dans ce mode de traitement. Il est important de commencer par des doses presque homœopathiques et de n'augmenter la quantité de boisson qu'en progression très-faible. On pourra aussi diviser la dose en faisant boire une partie de l'eau le matin et l'autre le soir. L'eau n'agit alors que sur la sécrétion urinaire, et l'amélioration arrive sans crise marquée. Cette cure demande à être surveillée d'une manière toute spéciale, car, arrivé à une certaine dose d'eau, si l'on dépassait cette quantité, on verrait survenir les évacuations alvines qui, au lieu d'amender les symptômes morbides ne feraient que les aggraver.

Ce mode d'emploi des eaux du Gournigel est souvent

indiqué dans certains états morbides plutôt que contre des maladies à symptômes bien tranchés, et rentrant dans le cadre nosologique. Nous y voyons figurer par exemple la convalescence pénible de maladies graves, convalescence qui se prolonge indéfiniment, et dont les médicaments toniques ne peuvent triompher, soit qu'ils ne soient pas supportés, soit que certains symptômes en défendent l'emploi. Sous l'influence du traitement par l'eau minérale, on voit les fonctions digestives se ranimer et l'état normal revenir assez rapidement. Dans cette catégorie rentre aussi le dépérissement général sans cause appréciable qui explique cette perte progressive de la santé, comme aussi certains états de langueur, d'épuisement, de douleurs sourdes, effleurant tous les organes sans constituer une maladie distincte. De plus, la diarrhée chronique, l'anémie à la suite d'hémorrhagies, certaines variétés de chlorose et de névroses avec prédominance de la faiblesse.

b) Cure purgative. Le Stock purge ordinairement à la manière des purgatifs salins, et son emploi trop longtemps continué peut amener les symptômes généraux qui succèdent à ce genre de traitement. Aussi bon nombre de paysans bien nourris viennent-ils chaque année boire à haute dose pendant une dizaine ou une quinzaine de jours l'eau du Gournigel pour *se faire maigrir*, et ils s'en vont satisfaits du résultat, pour recommencer l'année suivante. Le Schwarzbrünnli agit plutôt à la manière des purgatifs toniques.

Lorsqu'on veut agir sur la peau et augmenter la sécrétion de cet organe, on fait boire l'eau au lit; il faudra dans ce cas avoir soin de préserver la peau de toute variation de température, car le refroidissement pourrait avoir une influence très-défavorable sur le résultat de la cure.

En parlant de l'action physiologique des bains, douches, fomentations, etc., en un mot de l'emploi extérieur des eaux du Gournigel, nous avons déjà indiqué leur principal mode d'action. Pour éviter les répétitions, nous les passerons sous silence.

Nous citerons encore l'emploi combiné des deux sources et plus particulièrement l'usage des *demi-cures*. Elles se sont considérablement multipliées depuis un certain nombre d'années.

L'usage s'est introduit depuis longtemps d'envoyer au Gournigel les malades que l'eau de Weissenbourg a trop affaiblis, et ceux chez lesquels il se manifeste des dérangements dans les organes digestifs à la suite de ce traitement, etc. Ce mode d'emploi ayant été surtout indiqué dans certaines variétés de la bronchite chronique, nous nous réservons d'en parler plus au long dans le chapitre qui a trait à cette affection.

3. *Conditions hygiéniques.*

Beaucoup de médecins attribuent une influence considérable dans les heureux résultats du traitement par les eaux minérales, au changement de climat, d'habitudes, de nourriture, à la distraction, etc. Ce changement de vie est commun à tous les bains; la particularité qu'offre l'établissement du Gournigel consiste dans le régime et l'air de montagne.

Le nombre des repas offre ceci de particulier, c'est qu'à part le dîner, qui est servi à 1 heure, on ne prend pas d'aliments solides le reste de la journée. La soupe du soir surtout prépare, beaucoup mieux qu'un souper copieux, à la boisson de l'eau le lendemain matin, et l'estomac reposé pendant la nuit la digère plus facilement.

L'air agit par différentes propriétés, et produit par conséquent diverses modifications. A la hauteur où se trouve situé l'établissement, sa raréfaction et sa température, qui est au-dessous de celle de la plaine, doivent surtout être prises en considération. Ces deux propriétés semblent jusqu'à un certain point se contrebalancer, et ce que l'atmosphère perd en densité par l'élévation, elle le compense par la diminution de la température. Les expériences faites sur les propriétés de l'air condensé et de l'air raréfié (Junod, Pravaz, etc.), ne s'appliquent pas exactement à l'air de montagne considéré comme moyen hygiénique. Vraies pour les hauteurs de la région des neiges éternelles, l'observation démontre que pour les hauteurs moyennes les effets sur la respiration sont variables. La respiration (sur nous) n'a pas augmenté de fréquence dans nombre d'expériences comparatives faites à Berne et au Gournigel, et cependant il y a entre ces deux localités une différence de 1900 pieds. La respiration se fait plus complètement, on sent la poitrine se dilater, et pour l'habitant de la ville surtout, il y a, à cette élévation, dans le poumon un sentiment de vie et de vigueur inaccoutumé. En raison directe de son moins de densité, l'air est plus vif, sa fraîcheur relative excite le jeu des organes. L'expérience démontre que cet air est défavorable aux personnes prédisposées aux inflammations du poumon et du cœur, tandis qu'il est souvent à lui seul suivi des effets les plus favorables chez les lymphatiques, les personnes dont la peau a besoin d'être excitée et les scrofuleux [1]. Nous ajouterons qu'il paraît aussi convenable au tempérament nerveux.

Combiné avec l'exercice, il modifie favorablement les organes abdominaux, excite l'appétit, etc. La dérivation vers la peau, secondée par les mouvements du corps, porte à l'extérieur des forces qui, pendant l'état de repos et surtout à la suite de travaux de cabinet, tendent à se concentrer vers l'intérieur; il s'en fait une plus égale répartition. Cet exercice empêche la prédominance du système nerveux en ranimant la circulation (surtout du bas-ventre) et en rétablissant l'équilibre par ce surcroît momentané du développement des forces musculaires.

4. *Classification pharmaco-dynamique.*

a. Eau du Stock. Son mode d'action physiologique et ses effets thérapeutiques réunis nous indiquent que nous devons ranger la source du Stock dans la classe des *résolutifs*. La quantité de sels à base de chaux, de soude et de magnésie qu'elle contient, agit directement sur les fonctions intestinales, augmente la quantité des selles et indique aussi une action diurétique très-prononcée. Il y a très-probablement une légère excitation locale, adoucie par la grande quantité d'eau dans laquelle les principes minéralisants sont dissous, excitation que nous sommes disposé à croire

[1] Londe, Eléments d'hygiène, tome II, p. 364. Paris, 1847.

mitigée par la présence de l'hydrogène sulfuré. L'eau du Stock étend son action sur tout le système de la digestion. Elle active les sécrétions et peut modifier leur nature. Agissant à la manière des eaux douces, on la voit produire la résolution d'engorgements souvent considérables, tels que ceux du foie, de l'utérus, des hémorrhoïdes, etc. Son succès dans les affections inflammatoires chroniques du tube digestif (gastrite, entérite, etc.) indique aussi qu'elle modifie avantageusement les membranes muqueuses altérées dans leurs fonctions physiologiques. Les personnes nerveuses, dont les sécrétions doivent être augmentées sans secousse, se trouveront surtout bien de son usage.

Nous avons été frappé de l'analogie que présentent à l'analyse les eaux de Weissenbourg et celles du Stock. Les premières contiennent cependant plus de magnésie, mais point de soufre; de plus, elles sont thermales, tandis que les dernières sont froides. Cette dernière circonstance, jointe à la plus forte dose de l'eau et à la position particulière de l'établissement de Weissenbourg, dans un ravin étroit, n'expliquerait-elle pas les différences d'indication dans l'emploi de ces deux eaux minérales? Si l'on compare d'autre part le mode d'action des deux sources, on est frappé de leur action résolutive. Le Dr. Jonquière, pour l'eau de Weissenbourg, va plus loin [1] et la range directement dans la classe des antiphlogistiques. Pour le Stock, nous ne voudrions pas aller aussi loin, quoique

---

[1] Dr. Jonquière, Essai sur les eaux de Weissenbourg, pag. 63. Berne, 1849.

à la longue, à haute dose surtout, cette eau affaiblisse l'économie, et qu'elle soit employée avec succès de cette manière contre l'obésité et le surcroît d'activité de certains organes.

b. Eau du Schwarzbrünnli. Les effets produits par l'eau du Schwarzbrünnli sont complexes et souvent très-difficiles à isoler. Nous devons cependant reconnaître à ce médicament des propriétés *toniques*, *antispasmodiques, excitantes* et *résolutives.*

Les propriétés *excitantes* se manifestent principalement sur les organes abdominaux, et lorsque ceux-ci, par une cause quelconque, ont pris une prépondérance maladive sur les autres parties du corps, les eaux paraissent, en activant leurs fonctions, chercher à rétablir l'équilibre. On peut s'en convaincre en observant que l'usage du Schwarzbrünnli facilite les hémorrhagies naturelles de l'utérus, celles des hémorrhoïdes, etc., tandis que la circulation générale n'est pas activée; bien plus, dans certains cas les pulsations artérielles ont diminué de fréquence. Serait-ce peut-être que cette eau agit plus particulièrement sur le système veineux et le système lymphatique que sur le système artériel, ou bien devons-nous attribuer ce manque d'action générale à ses propriétés antispasmodiques? La résolution d'engorgements chroniques se laisse naturellement expliquer par le surcroît de vitalité imprimé aux organes malades, et la tendance de la nature à les ramener à leur état physiologique.

Les propriétés *antispasmodiques* de l'eau se font plus particulièrement jour dans les névroses et les névralgies, surtout celles qui ont pour point de départ des maladies des organes abdominaux, ou qui en sont une complication. Cependant avant que le calme se rétablisse, il y a souvent un paroxisme, qui fait craindre une rechute ou une recrudescence de la maladie ; ce n'est qu'ensuite que le calme se rétablit et que la santé renaît peu à peu. Nous n'avons pas remarqué les propriétés excitantes dont parle M. le Dr. Lutz [1], excepté dans quelques cas où la dose d'eau était trop considérable, et nous serions beaucoup plus disposé à attribuer les odontalgies qu'il a observées, à l'action du froid humide ou à quelque imprudence. La diminution des battements du cœur doit aussi être attribué à l'action sédative.

Propriétés toniques. Elles sont très-manifestes, car par l'usage de cette eau on voit les tissus reprendre de la vigueur, et le Schwarzbrünnli rend à l'organisme sa force vitale. Ici la quantité de fer quoique minime ne doit pas être perdue de vue. Les organes digestifs reprennent leurs fonctions dans toute leur étendue, l'assimilation est plus active. Pour ne citer qu'un exemple, nous avons vu la constipation par atonie disparaître complètement et faire place à la régularité de l'excrémentation. L'action sur les membranes muqueuses, dont elle diminue la sécrétion, nous paraît s'expliquer facilement par le surcroît d'activité imprimé à la circulation qui ramène les muqueuses à leur état normal, sans avoir besoin de recourir à une modification des globules du sang [2] dans les capillaires engorgés.

Nous pourrions aussi citer la chlorose, l'hydrémie, l'anémie. Il serait important de rechercher de quelle

---

(1) Lutz, o. c., page 13 — 14.

(2) Dr. Roth, Nachrichten der Mineralquellen Nassau's, pag. 100. Wiesbaden, 1843.

manière l'acide hydrosulfurique qui, libre, est un poison actif, perd ses propriétés délétères, et si, comme quelques auteurs l'ont prétendu, il agit sur le sang en le modifiant? Une particularité qu'offre l'eau du Gournigel sur les autres eaux sulfureuses, c'est qu'elle rend des services marqués dans divers états pathologiques de l'estomac. Devrait-on attribuer cette action spéciale à la combinaison du gaz hydrogène sulfuré avec l'acide carbonique ou à tout autre changement?

Ses propriétés *anthelmintiques* lui sont communes avec la plupart des eaux sulfureuses.

En prenant en considération les idées que nous venons d'émettre, on se rendra compte du mode d'action des eaux du Gournigel et des états morbides dans lesquels leur emploi pourra être suivi de résultats avantageux. On pourrait même en thèse générale indiquer si le malade devra être soumis à l'usage exclusif de l'une des sources, ou s'il se trouvera mieux du passage progressif de l'une à l'autre. Cela est vrai dans la majorité des cas, mais cette règle est cependant sujette à des exceptions, et la constitution, le tempérament, etc., doivent être pris en sérieuse considération. Ce que nous avons dit des propriétés générales des eaux ne s'applique pas toujours au cas individuel; souvent les effets sont moins tranchés; ils se mélangent, et pour asseoir un traitement définitif, il faut une observation de quelques jours. La dose du médicament dépend de la manière d'être, de la susceptibilité individuelle; elle est aussi soumise à de nombreuses modifications. Pour entrer dans les détails que comporterait ce chapitre important, il faudrait passer en revue toute la pathologie générale et encore n'aurait-t-on pas saisi toutes les indications pour un état morbide donné. Nous pensons cependant qu'il ne sera pas inutile d'indiquer les tempéraments et les constitutions auxquels la cure du Gournigel paraît mieux appropriée, sans nous dissimuler l'arbitraire qu'offrent les diverses divisions proposées pour l'indication des tempéraments. Ils sont rarement à type unique ; cependant nous retrouvons dans la généralité des cas la prédominance de l'un d'eux.

Nous mettons en première ligne le tempérament *lymphatique*, caractérisé par une complexion lâche, des chairs molles, un teint blanc, des muscles faibles, quoique quelquefois volumineux, une physionomie tranquille, une paresse générale : les anciens l'appelaient aussi *pituiteux*, parce qu'il est ordinairement accompagné d'une surabondance de sécrétion des muqueuses. Le Schwarzbrünnli paraît principalement actif sur ce genre de tempérament.

Le tempérament *bilieux*, qui se caractérise par une coloration foncée de la peau, des cheveux noirs, la fermeté des muscles, la rareté de la graisse, etc., réclame ordinairement l'emploi du Stock, l'indication d'évacuer se retrouvant généralement chez les personnes bilieuses. Ce tempérament prédispose surtout aux affections des premières voies.

Le tempérament *nerveux* peut se combiner avec les précédents ; lorsqu'il prédomine, il est appelé mélancolique et peut être le germe de certaines affections dont le point de départ est assigné aux organes abdominaux. Il n'indique point l'usage plus particulier d'une des deux sources, et le traitement doit être aussi varié que les symptômes morbides des affections que l'on a à combattre.

Le tempérament *sanguin* donne rarement lieu aux maladies contre lesquelles les eaux du Gournigel sont employées. Les *apoplectiques ambulants* devront s'abstenir en général de l'emploi des eaux minérales, et lorsque l'usage de celles-ci sera reconnu nécessaire pour combattre un état pathologique spécial, n'en user qu'avec de grandes précautions.

Les eaux du Gournigel combattent avec succès les effets pernicieux résultant de l'abus des liqueurs alcooliques.

Les adultes et les jeunes gens rentrent plus particulièrement dans la catégorie des personnes qui auront des chances d'un résultat favorable. Les enfants, surtout à tempérament lymphatique, se trouveront bien de l'usage des eaux du Gournigel.

5. *Indications.*

En jetant un coup d'œil sur les affections dans lesquelles les eaux du Gournigel sont indiquées, on y trouvera une liste considérable de maladies d'apparence assez diverses. Au premier coup d'œil, on pourrait peut-être nous faire le reproche d'avoir beaucoup trop étendu l'emploi de notre médicament. Il est vrai de dire que plus on étudie un remède, plus on apprend à le manier, et plus on arrive à la persuasion que, dans des maladies de nature diverse, il se trouve des circonstances analogues qui indiquent la même médication. Il nous suffira de citer la clinique d'un célèbre professeur allemand qui disait à ses élèves: „En sortant des bancs de l'école, j'entrai dans la

„pratique armé d'au moins 30 médicaments pour com„battre chaque maladie; actuellement, après 40 années „d'expérience, c'est le maximum si j'en emploie 30 „contre toutes les maladies.“ Il s'agit donc bien plus de poser les indications que de s'arrêter et de se laisser guider par un savant diagnostic et le nom d'une maladie.

En généralisant nous arrivons à un premier résultat, savoir: que la grande catégorie des maladies guéries par les eaux du Gournigel rentre dans la classe des affections ayant pour siége les organes abdominaux, ainsi que celles qui, sans prendre leur point de départ dans cette cavité, se trouvent cependant modifiées par les organes gastro-intestinaux, ou réagissent secondairement sur ces derniers. Nous sommes très-éloigné d'admettre une *spécificité* des sources, car en adoptant ce principe, on retarderait les études et les recherches qui restent encore à faire sur le mode d'action des eaux minérales, et on se reposerait sur des données incomplètes, sans chercher à éclaircir par de nouvelles expériences les points encore obscurs. Cependant on doit admettre pour chaque source une action sinon *spécifique*, du moins *spéciale*, qui en recommande l'emploi dans tel ou tel genre d'affections, sauf les exceptions. Les eaux sulfureuses thermales, par ex. sont plutôt employées pour combattre les maladies de la peau, le rhumatisme, tandis que celles du Gournigel influent plus favorablement les affections gastro-intestinales, soit que celles-ci proviennent d'irritation, soit que l'atonie domine ou que la surexcitation nerveuse se présente comme caractère principal. Est-ce à la combinaison des gaz acide carbonique et hydrogène sulfuré, à la température très-basse des sources, au climat, à la manière de vivre, etc., ou à toutes ces causes réunies que nous devons attribuer ce mode particulier d'action? Ne voulant pas entrer dans le domaine des hypothèses, nous n'en chercherons pas ici l'explication; nous nous bornerons à constater l'existence du fait pratique, qui repose sur une expérience de plusieurs siècles.

6. *Contre-indications.*

Les eaux du Gournigel sont contre-indiquées:

1° Dans les inflammations aiguës.

2° Dans la plupart des inflammations chroniques, surtout celles qui montrent de la tendance à la suppuration.

3° Les maladies organiques du cœur et des artères; la prédisposition aux hémorrhagies et congestions actives.

4° La gestation. (Deux observations d'avortement chez des personnes qui n'avaient nulle idée d'une pareille influence des eaux, nous ont fourni la preuve que cet effet résidait bien plus dans l'action des eaux que dans le désir de celles qui les employaient. En considérant l'influence de la cure sur la circulation abdominale, on se rendra facilement compte de ce résultat).

Effets consécutifs.

L'action de l'eau ne disparaît pas avec le dernier verre bu à la source, et les effets ultérieurs de son influence sur le rétablissement de la santé sont prouvés par de nombreuses observations. Souvent les malades fatigués par l'effet immédiat de l'eau minérale n'en ressentent l'influence salutaire que lorsque, leur saison terminée, ils rentrent dans les habitudes où ils se trouvaient auparavant. Assez fréquemment l'amélioration n'est que médiocre au départ des malades, ils quittent l'établissement peu satisfaits du résultat; mais peu à peu la santé revient et au bout de quelques mois, ils se félicitent d'autant plus de leur rétablissement qu'ils étaient plus éloignés de l'espérer. Nous avons eu maintes fois l'occasion de constater ce résultat favorable, soit par les renseignements que ces personnes nous ont fait parvenir plus tard, soit par leur présence au Gournigel l'année suivante, où ils se rendaient, disaient-ils, pour consolider leur santé et prévenir le retour de leurs anciens maux. Dans les cas de ce genre l'eau minérale paraît être, si nous osons nous exprimer ainsi, le coup de fouet qui ranime la vitalité des organes malades, qui rend à la nature la puissance de réagir contre l'état morbide et de surmonter les obstacles qui entravaient le retour à l'état physiologique des fonctions. Aussi avons-nous soin de recommander aux partants l'observation des règles d'une hygiène bien entendue pendant un certain temps, et surtout des précautions dans le choix des boissons et des aliments. Quelquefois il est important de seconder ces efforts de la nature par l'usage de médicaments appropriés, ou bien par une seconde cure à domicile, variable d'après les indications spéciales. Cependant, en règle générale, il est plus avantageux immédiatement après la cure de s'abstenir de tout médicament et de laisser agir la nature, vu que le résultat définitif n'est pas encore connu et que l'influence des eaux se continue. Les baigneurs dont la carrière ou la profession exige le repos ou la vie de cabinet, ne devraient pas oublier complètement l'exercice, et même ils feront bien de faire suivre leur cure d'un petit voyage si leurs occupations le leur permettent. Cette recommandation s'adresse particulièrement aux personnes atteintes des maladies dites des gens de lettres. Une grande retenue dans les plaisirs de la table est plus spécialement nécessaire, lorsque les affections avaient pour siége le canal digestif.

Observation.

Le rendu-compte des résultats consignés dans le tableau qui va suivre ne porte que sur les malades dont nous avons pu obtenir des observations exactes. Il renferme à peine le tiers des curistes, car bon nombre de baigneurs et de buveurs d'eau ne consultent pas le médecin ; d'autres ne lui demandent qu'une fois ou l'autre des directions. — L'hôpital de l'Isle envoie aussi chaque année un certain nombre de pauvres à l'établissement du Gournigel. Nous avons pensé qu'il serait intéressant de donner à part le tableau des résultats obtenus chez ces malades pendant 20 ans par exemple, afin de pouvoir les comparer à ceux que nous publions aujourd'hui; nous sommes occupé à rassembler les matériaux de ce travail.

TABLEAU SYNOPTIQUE

des maladies observées pendant les années 1847, 1848, 1849 et 1850 au Gournigel.

Maladies.	Guéries.	Considérablement améliorées.	Améliorées.	Stationnaires.	Empirées.	Total.
Pharyngite chronique	2	1	1			4
Gastrite chronique	4	7	10	3	1	25
Dyspepsie	36	39	8	2		85
Cardialgie	62	59	23	3		147
Vomissement nerveux	3	2	1			6
Entéralgie	4	6	3	1		14
Dégénérescences			2	3	2	7
Diarrhée chronique	6	5	2	1		14
Constipation	21	14	3			38
Vers intestinaux	29	2		2		33
Pléthore abdominale	4	6	4			14
Hémorrhoïdes	12	47	13	4		76
Maladies du foie	4	5	8	2		19
Chlorose	7	18	6			31
Aménorrhée	8	7	2	2		19
Dysménorrhée	14	19	4	2		39
Hémorrhagie utérine	10	8	1			19
Engorgem. de l'utérus	3	5	5	1		14
Hypochondrie	18	45	19	4		86
Hystérie	4	18	11	3		36
Migraine	23	19	8	1		51
Céphalalgie	3	4	1			8
Tic douloureux	2	4	2	1		9
Asthme	2	2		1		5
Névralgies diverses	4	6	3	1	1	15
Débilité	8	12	5	1		26
Bronchite chronique	28	24	7			59
	321	384	152	38	4	899

Maladies.	Guéries.	Considérablement améliorées.	Améliorées.	Stationnaires.	Empirées.	Total.
Transport :	321	384	152	38	4	899
Leucorrhée	9	11	2			22
Catarrhe vésical	2	5	3	1		11
Maladies cutanées	7	6	4	1		18
Ulcères	8	9	3	1	1	22
Erysipèle périodique	4	7	2			13
Furoncles	8	6	1			15
Scrofules	9	13	5	2		29
Goutte	2	3	1			6
Engorgem. de la rate	2	2				4
Mercurialisme	2	3				5
Colique de plomb	4	2				6
Varices		2	4	1		7
Diversa	6	13	10	3	2	34
Somme :	384	466	187	47	7	1091

CINQUIÈME PARTIE.

MALADIES DANS LESQUELLES L'EAU DU GOURNIGEL EST INDIQUÉE.

A. AFFECTIONS DU CANAL INTESTINAL.

I. Pharyngite chronique granuleuse.

Cette affection qui ne présente aucune gravité quant à la vie, est souvent très-tenace et résiste aux médications dirigées contre elle. Nous avons eu occasion d'en observer au Gournigel quatre cas, tous chez des hommes; l'eau employée en gargarismes et en boisson par gorgées a triomphé deux fois de cet état morbide; deux fois il n'y a eu qu'amélioration. Elle est caractérisée par les symptômes suivants :

A l'examen de l'arrière bouche, la muqueuse paraît plus rouge qu'à l'état normal, hypertrophiée, et on aperçoit quelques glandes muqueuses proéminentes de la grosseur d'un grain de millet à un grain de lentille. Ces parties proéminentes qui siégent plus particulièrement sur la paroi postérieure du pharynx sont recouvertes d'un mucus épais, gluant et visqueux.

Les principaux symptômes sont une altération du timbre de la voix, un sentiment d'irritation et de sécheresse dans le fond de la gorge, une toux gutturale, accompagnée de l'expectoration de grumaux quelquefois d'une coloration noirâtre, surtout le matin. Le changement qui survient dans la voix et la toux font quelquefois craindre au malade une phthisie laryngée, et nous avons vu un jeune homme qui, frappé de l'idée qu'il était atteint d'une phthisie laryngée, avait fait, dans le but de se guérir de cette affection, plusieurs cures sans succès dans un établissement thermal.

II. Gastrite chronique.

Disons d'abord en commençant que, à nos yeux, la gastrite chronique est une maladie rare. Très-obscure dans sa première période, nous n'avons eu l'occasion de l'observer au Gournigel que lorsqu'elle avait déjà duré depuis un temps assez long. Son diagnostic différentiel des autres maladies de l'estomac est souvent très-difficile, même à une période avancée.

Les principaux symptômes plus ou moins caractéristiques dans les cas observés étaient ordinairement de l'amaigrissement, de la faiblesse et un air de souffrance particulier empreint sur la face. La langue était rouge, surtout vers les bords, avec ou sans proéminence des papilles, rarement recouverte à son centre d'un enduit blanchâtre. Inappétence, nausées et vomissements avec une saveur acide; tantôt les matières vomies ne consistaient qu'en mucosités filantes, tantôt contenant les aliments non digérés. Ces vomissements survenaient ordinairement peu de temps après le repas, rarement le matin à jeun. Douleur dans la région cardiaque plutôt continue que vive, n'augmentant pas toujours à la pression dans la région précordiale. Les douleurs que les malades comparent à un sentiment de chaleur, de cuisson, etc. atteignent ordinairement leur summum d'intensité après l'ingestion des aliments; j'ai même observé un cas où l'eau produisait cette augmentation de sensation douloureuse. La soif est plus vive. Lorsque l'intestin participe à cet état d'irritation, il y a diarrhée; dans le cas contraire souvent constipation.

L'étiologie de cette maladie est fort obscure; cependant nous avons pu observer chez un individu la gastrite chronique résultant de l'emploi d'un acide; dans la majorité des cas elle survenait chez des personnes habituées à boire ce que nous appelons des vins du lac (Bienne et Seeland), qui se distinguent par leur acidité. Nous avons été confirmé dans cette opinion sur l'étiologie indiquée de cette affection en observant une quantité plus considérable de gastrites pendant la saison de 1849. Les malades à l'examen disaient tous avoir senti les premières atteintes du mal après avoir bu pendant quelque temps du vin de 1847, année qui se distinguait par la mauvaise qualité de ses produits. Plusieurs ressentant après l'ingestion de cette boisson des douleurs plus vives, en étaient arrivés à indiquer comme cause de leur état de malaise le vin, et quelques-uns en avaient abandonné l'usage depuis un temps plus ou moins long. Dans quelques autres cas une nourriture grossière nous a paru être une des causes primitives de l'état subinflammatoire des membranes gastriques.

Dans les cas de ce genre l'eau du Stock à faibles doses nous a surtout rendu des services signalés. Les bains et les douches secondent son action thérapeutique.

III. Dyspepsie.

Les auteurs ne sont nullement d'accord sur l'acception du mot dyspepsie, non plus que sur les symptômes morbides qui en font une affection ayant une place spéciale dans le cadre nosologique. Les uns la considèrent comme une faiblesse d'estomac, une simple difficulté de digérer, d'autres comme un état latent d'irritation de la muqueuse de l'estomac; d'autres encore comme une affection catarrhale de cet organe; d'autres enfin comme appartenant à la première période de la cardialgie dont nous parlerons plus loin. Pour nous, ramenant la dyspepsie à son état primitif et au groupe de symptômes qui a donné lieu à cette dénomination (δυς, difficilement; πεψις, digestion), ce mot ne signifie pas seulement une mauvaise digestion, mais l'*habitude* d'une mauvaise digestion. Vogel la désignait par *difficilis et tarda concoctio*, c'est à dire une altération *primitive* des forces digestives, empêchant la chymification complète des aliments. Cette affection tient le milieu entre la gastrite chronique et la cardialgie, penchant tantôt plus d'un côté que de l'autre, quelquefois même à tel point qu'il est difficile de tracer une ligue exacte de démarcation. Cependant en se tenant à l'ensemble des symptômes principaux qui caractérisent les cas les plus ordinaires de cet état maladif, on pourra s'en former une idée assez juste et le reconnaître facilement dans les cas non exceptionnels. Ils se présentent ordinairement dans l'ordre suivant:

Les personnes atteintes de dyspepsie se plaignent d'un sentiment de pesanteur dans la région du creux de l'estomac, les aliments leur pèsent et pendant les premières heures qui suivent le repas, elles se sentent mal à l'aise. A ces premiers symptômes succèdent soit des nausées et des éructations tantôt inodores, tantôt d'un goût plus ou moins désagréable et qu'ils comparent souvent à celui du poisson qui n'est pas frais, soit quelquefois des vomissements. En examinant les matières rendues, on peut s'assurer que le travail de chymification est beaucoup moins avancé qu'il ne devrait l'être, et que les forces digestives de l'estomac ont perdu de leur activité. Que les vomissements aient eu lieu ou non, les malades se plaignent ensuite de gonflements du ventre, de borborygmes et d'un malaise général qui se termine ordinairement par la sortie de gaz.

L'appétit est très-diversement modifié : tantôt il est à peu près normal, tantôt diminué et accompagné de dégoût pour certains aliments. La soif est variable, la langue recouverte d'une couche blanchâtre ou normale. Le ventre est peu sensible à la pression. La constipation est habituelle et ne fait que bien rarement place à la diarrhée.

Les rémissions sont fréquentes dans cet état morbide. Souvent pendant plusieurs jours les fonctions tendent à se rapprocher de leur état normal, lorsque sans motif appréciable il survient une recrudescence. Les malades disent que leur estomac est capricieux, et une bizarrerie inexpliquée mais constatée, c'est que, à quelques jours de distance, le même aliment, préparé de la même manière, sera un jour digéré et l'autre pas. La digestibilité des aliments n'est pas non plus soumise ici aux règles générales de l'hygiène, et tel aliment réputé indigeste sera bien supporté, tandis qu'un autre aliment léger produira la série des symptômes morbides énoncés.

Cet état peut rester longtemps stationnaire avec des fluctuations d'amélioration et d'augmentation ; il réagit plus sur le moral que sur le physique, car il n'amène pas d'amaigrissement ni d'autres symptômes inquiétants. Cependant à la longue, il peut produire des douleurs à l'estomac et dégénérer en cardialgie.

La dyspepsie, soit *faiblesse d'estomac*, peut être innée, héréditaire ou acquise. On la voit survenir principalement chez les personnes assises, les hommes de cabinet et en général chez les personnes qui font trop peu d'exercice en plein air. Comme elle est compatible avec un certain degré de santé, et qu'à l'origine elle n'est qu'incommode, le médecin n'est consulté généralement que lorsqu'elle, a fait des progrès et qu'elle inquiète les malades en les dérangeant dans leurs occupations habituelles. Les plaisirs de la table prennent aussi une place importante parmi les causes occasionnelles.

Note. Les mauvaises digestions ont une influence très-marquée sur les organes abdominaux et sur le système nerveux. Le sentiment de malaise, de pesanteur de tête, de courbature qu'elles provoquent, prédispose à l'hypochondrie, et cette maladie est souvent non-seulement accompagnée de dyspepsie, mais les mauvaises digestions en sont la cause première. Ceci d'autant plus que la chylification incomplète, le dérangement consécutif des mouvements péristaltiques, provoquent la stase des veines abdominales dont nous parlerons plus loin. La constipation ajoute à l'influence défavorable des causes citées et peut aussi devenir une des causes des hémorrhoïdes. Aussi comprenons-nous que des observateurs judicieux aient considéré les maladies du tube alimentaire en général et celles de l'estomac comme la source d'une variété innombrable de maladies chroniques. Sans aller aussi loin, et en se bornant à l'observation journalière, on arrive à se convaincre que l'état de l'estomac a une grande influence sur tout l'organisme, et qu'il doit être pris en sérieuse considération dans l'indication des moyens thérapeutiques.

C'est surtout dans les cas de ce genre que l'eau du Gournigel présente de grandes chances d'une guérison complète au bout d'un temps relativement très-court. L'eau du Stock d'abord, puis celle du Schwarzbrünnli ensuite, à dose plus ou moins élevée, font en général tous les frais de la cure. Le tableau annexé en fait preuve; une foule d'observations n'y sont pas consignées, car beaucoup de personnes rentrant dans cette classe dirigent elles-mêmes leur traitement sans consulter le médecin, se confiant seulement aux conseils de leurs voisins ou de leurs connaissances. Ce traitement simple est chez eux aussi couronné de succès. La santé revient sans crise appréciable. Parmi les adjuvants importants de la cure, et eu égard aux causes occasionnelles, il nous suffira de mentionner l'exercice en plein air.

Les perversions de l'appétit telles que la *Boulemie*, la *Pica*, doivent-elles être considérées comme appartenant à cette classe, ainsi que Cullen a cherché à l'établir? Nous ne le croyons pas, car ces perversions ne dépendent pas de l'organe digestif, mais bien d'une exaltation de l'irritabilité nerveuse. Pour nous, nous

---

Note. Dans la description que nous avons faite de la dyspepsie, nous en avons soigneusement éloigné la dyspepsie symptomatique, difficulté de digestion qui résulte d'une affection autre que l'atonie de l'estomac ou la perversion de sécrétion de sa membrane muqueuse. Les unes ne doivent être considérées que comme un symptôme de la maladie prédominante, telle que celle que l'on voit survenir à la suite d'indigestions, d'embarras gastrique; les autres mécaniques, dues à la présence d'un corps étranger, de vers intestinaux; d'autres enfin accompagnent la cardialgie, le cancer de l'estomac, la gastrite chronique.

les plaçons dans les affections nerveuses de l'estomac, dont elles forment une des nombreuses variantes.

IV. Cardialgie. *(Gastralgie, Crampes d'estomac.)*

Une douleur nerveuse ayant son siége principal dans la région de l'estomac caractérise la maladie dont nous nous occupons. A proprement dire, elle rentrerait dans la classe des névroses et devrait être traitée à ce chapitre. La connexion intime que cette affection (de même que l'entéralgie) a avec les autres maladies du canal digestif, ses diverses complications, et même son diagnostic différentiel nous ont engagé à la faire rentrer à sa place naturelle, c'est à dire à la suite de la gastrite chronique et de la dyspepsie.

Les symptômes les plus constants mais aussi les plus variés sont ceux qui ont leur siége dans l'estomac. La douleur occupe la première place. Son siége le plus ordinaire est l'épigastre; le creux de l'estomac est alors très-sensible à la moindre pression; lorsqu'on augmente cette pression, la douleur diminue dans certains cas, mais cependant pas aussi généralement qu'on l'a prétendu; souvent la seule application de la main est si douloureuse que les malades ne permettent pas ce genre d'exploration. L'augmentation de sensibilité peut être limitée à la région cardiaque proprement dite, ou se faire sentir jusque vers le nombril, les hypochondres, etc. Lorsque la maladie est plus intense, les douleurs s'irradient dans divers sens. Ces douleurs correspondent, dans l'ordre suivant de fréquence, à la région du dos qui se trouve située vis-à-vis de l'estomac, derrière le sternum, dans les hypochondres, vers le cœur, à l'épaule, etc. Un malade nous disait être, dans l'accès de cardialgie, comme étreint dans un cercle de fer dont le point d'appui était la colonne vertébrale. La cardialgie peut aussi simuler une névralgie intercostale, une hépatalgie, etc.

L'intensité de la douleur dépend 1° de la susceptibilité individuelle, 2° du degré de la maladie. Elle n'est quelquefois qu'un malaise indescriptible, pénible, une douleur sourde, tandis que dans les cas où elle augmente en intensité, elle peut devenir térébrante, lancinante, et aller même jusqu'à la défaillance. La sensation individuelle varie à l'extrême, chaque malade perçoit d'une manière différente ; la douleur est parfois si vive qu'elle arrête la respiration, et nous avons observé un malade chez lequel l'accès de cardialgie produisait des convulsions. Il serait impossible de citer ici toutes les variantes présentées dans les observations particulières, tant en ce qui concerne la forme de la douleur que son degré d'intensité. Un de nos amis p. ex. comparait son estomac à un sac à coulisses dont on serrait les deux bouts ; cette constriction ne cessait d'être douloureuse que lorsque les aliments avaient franchi cet obstacle.

La durée de l'accès est aussi soumise à de très-grandes variations. Tantôt la crampe d'estomac ne dure que quelques minutes, tantôt des heures entières (maximum observé : 18 heures) ; lorsque la maladie est arrivée à son summum de gravité, les accès se succèdent tellement qu'ils ne laissent presque plus de trêve aux malheureux cardialgiques. Comme la plupart des névralgies, celles de l'estomac ont généralement leur période d'augmentation, leur summum et leur période de diminution. Nous avons cependant observé quelques cas où l'accès arrivait subitement et disparaissait de même, ne subissant aucune variation dans son intensité; toujours alors l'accès était de courte durée.

Nous n'avons pas pu, par le rapprochement des diverses observations, arriver à des données certaines sur le moment de la journée où les douleurs apparaissent le plus fréquemment. Tantôt elles surviennent pendant la nuit, tantôt le matin au réveil, tantôt après les repas et surtout après le dîner qui est généralement plus copieux. La susceptibilité anormale de l'organe, à peine endormie, se réveille après l'ingestion des aliments, et les mouvements nécessités par le travail digestif augmentent la douleur. Chez quelques personnes la réapparition des douleurs offrait des caractères d'intermittence prononcés; l'accès revenait à heure fixe. Une seule fois nous avons constaté le type tierce, et dans ce cas, la cardialgie était compliquée de gonflement de la rate.

Les autres symptômes morbides présentés par l'estomac sont très-variables; l'appétit n'est pas toujours diminué, mais les malades craignent de le satisfaire complètement dans la prévision de nouvelles crises. L'estomac est très-bizarre; une nourriture bien supportée par les uns, provoquera chez d'autres de nouvelles souffrances. Les uns ne digèrent que les aliments laiteux, farineux, tandis que la majorité des malades se trouve mieux de l'usage presque exclusif des viandes rôties.

La sécrétion de la muqueuse gastrique est augmentée, et l'axiome *ubi irritatio ibi affluxus* est ordinairement vrai dans la cardialgie. Les nausées qui surviennent sont souvent suivies de la vomiturition d'un mucus tantôt filant et insipide, tantôt acide à divers degrés. Les aliments ne sont que fort rarement vomis dans la cardialgie.

Pendant l'accès on voit souvent survenir un gonflement qui s'étend depuis la région cardiaque jusque vers l'ombilic. Cette tuméfaction est ordinairement très-douloureuse au moindre attouchement et donne à la percussion un son tympanique, ce qui indique qu'elle est formée par l'accumulation de gaz. La sortie de ces gaz est le signe presque certain du déclin de l'accès. Le dégagement de gaz, surtout par la bouche, est souvent très-considérable, non douloureux, et vient comme par fusées.

Avant de passer aux autres symptômes, nous citerons encore les battements que l'on perçoit dans la région épigastrique, qui quelquefois se compliquent de palpitations. Les ayant rencontrés dans cinq cas de cardialgie très-intense, sans autre symptôme d'hypochondrie, nous croyons devoir en faire mention dans ce chapitre. Ces battements plus ou moins violents, souvent visibles à l'œil, car ils soulèvent ordinairement les parois abdominales, sont particulièrement perceptibles au toucher; on sent sous la main le frissonnement et la dilatation de l'artère. Ils s'étendent jusque vers l'ombilic, rarement plus bas, et ne se perdent pas brusquement. Lorsque l'estomac ou l'intestin est distendu, il donne l'aspect d'une tumeur soulevée par une pulsation artérielle et pourrait au premier abord faire croire à l'existence d'une tumeur cancéreuse ou d'un anévrisme. L'auscultation n'y fait découvrir que le bruissement ordinaire des artères; une fois cependant nous avons entendu un léger bruit de frottement. Un autre cas nous a frappé par sa singularité; dans cette observation, les pulsations de l'aorte n'étaient pas isochrones avec les battements du cœur; six pulsations du cœur correspondaient assez exactement à cinq de l'aorte. Cette différence nous étonna, et nous répétâmes souvent nos recherches qui nous donnèrent chaque fois le même résultat.

Ces pulsations nerveuses de l'aorte, dont nous nous bornons à constater la coïncidence avec certaines cardialgies, sont surtout prononcées pendant la durée de l'accès; elles peuvent se prolonger pendant la période de rémission, mais plus ordinairement elles cessent subitement. Non douloureuses, mais seulement inquiétantes pour le malade, elles disparaissent avec la maladie principale. Les palpitations nerveuses du cœur se développent dans des conditions analogues; nous ne les avons rencontrées que deux fois dans la cardialgie.

La constipation est l'état habituel des cardialgiques; les matières rendues avec effort sont dures, arrondies et souvent accompagnées de mucosités; les urines moins foncées qu'à l'état normal. Lorsque leur émission a lieu pendant ou immédiatement après un accès, elles rappellent les urines claires des hystériques. Le pouls reste normal et ne s'accélère que lorsque les douleurs sont très-intenses. La respiration régulière à l'ordinaire peut cependant être modifiée par l'irradiation de la douleur.

Lorsque la cardialgie est arrivée à une période plus avancée, elle réagit non-seulement sur le plexus cardiaque, mais même sur le système nerveux cérébro-spinal. Les vertiges, la céphalalgie, la fatigue et quelquefois la défaillance en fournissent la preuve. Cependant l'influence sur le nerf sympathique est prédominante; les malades deviennent tristes, moroses, s'occupent uniquement de leur position et la maladie *tourne à l'hypochondrie.*

Comme on peut s'en convaincre par la proportion des guérisons obtenues par l'emploi des eaux du Gournigel dans la cardialgie, cette maladie est influencée d'une manière très-avantageuse par leur usage. Peu de malades n'auront pas à se louer de leur saison, s'ils savent diriger sagement leur cure et suivre exactement les préceptes d'une bonne hygiène. La cure est ordinairement commencée par l'eau du Stock, et d'après l'intensité de la maladie et la constitution du sujet, on passe plus ou moins rapidement à l'emploi de celle du Schwarzbrünnli. Une particularité digne d'une remarque spéciale, c'est que les crampes d'estomac qui quelquefois n'avaient plus tourmenté les malades depuis quelque temps reparaissent du 5ème au 8ème jour et font craindre une rechute. Dans d'autres cas, la sensibilité de l'estomac est augmentée, mais ces symptômes ne doivent pas effrayer les cardialgiques, car ils disparaissent rapidement et sont souvent les précurseurs d'une guérison complète. Ici les bains et les douches tant locales qu'ascendantes sont, dans certaines variétés de cardialgie, indiqués d'une manière toute spéciale. Les bains tièdes calment l'irritation nerveuse; la douche ascendante combat avantageusement la prédisposition à la constipation.

V. Vomissement nerveux.

Quoique beaucoup de pathologistes ne l'admettent que comme symptôme d'un autre état, soit pathologique, soit physiologique, il nous a été impossible de le ranger dans aucune des classes admises. En effet, l'exploration directe ne nous ayant laissé découvrir ni hernie ni autre lésion locale, l'examen des fonctions du foie, ne présentant rien d'anormal, et surtout l'utérus n'offrant aucun signe de grossesse, nous avons dû, en présence de pareils symptômes négatifs, admettre l'existence du vomissement nerveux essentiel et surtout indépendant de la cardialgie.

Dans les cas observés, les malades rendaient sans effort, sans malaise préalable, soit le matin à jeun, soit plus ou moins longtemps après le repas, tantôt des mucosités, tantôt et plus ordinairement une partie des aliments non complètement digérés. L'appétit n'était pas diminué; au contraire, immédiatement après le vomissement, ils mangeaient avec plaisir, et souvent cette fois les aliments étaient mieux supportés. Ces vomissements n'avaient nullement réagi d'une manière défavorable sur la santé des personnes qui en étaient atteintes, et leurs autres fonctions se faisaient régulièrement. Deux cas nous ont offert des intermittences de plusieurs mois; dans une seule observation, les vomissements étaient journaliers, et malgré ces vomissements qui avaient lieu presque après chaque repas, la personne qui en était atteinte, avait conservé assez d'embonpoint. Cette affection paraît plus fréquente chez les femmes, car sur les six cas observés, nous n'avons compté qu'un seul homme, et tous étaient d'une constitution nerveuse très-prononcée. Deux fois nous avons noté quelques symptômes d'une chlorose au début.

L'eau du Schwarzbrünnli s'est montrée plus efficace que celle du Stock dans cette affection. Il est important de ne pas dépasser le nombre de 5 à 6 verres dans la journée, car la trop grande quantité de liquide paraît faciliter le vomissement au lieu de l'empêcher.

VI. Cancer de l'estomac ou de l'intestin.

Lorsque la présence d'une dégénérescence carcinomateuse de l'estomac ou d'un point quelconque du canal intestinal est évidente, l'usage de l'eau minérale ne peut plus être indiqué; nous conseillons alors aux personnes qui nous consultent de ne pas même faire d'essai, bien persuadé que celui-ci serait inutile, ou que l'eau activerait la terminaison fatale. Les quelques cas cités dans notre compte-rendu étaient ou des cas douteux, ou concernant des personnes qui, malgré notre avis, avaient commencé la cure. On trouvera peut-être extraordinaire d'y voir deux observations rangées dans la catégorie des „améliorés", surtout après l'opinion que nous venons d'émettre sur l'influence défavorable de l'eau dans cette classe de maladies. Nous avons nous-même été frappé de l'amélioration des symptômes qui eut lieu pendant que ces malades se trouvèrent sous l'influence de l'eau du Schwarzbrünnli bue à petite dose. L'un d'eux pouvait même à son départ supporter et digérer des aliments légers sans vomissements ni autre trouble du côté des organes digestifs. L'amaigrissement avait diminué et le teint du malade s'était amélioré à tel point que nous crûmes nous être trompé dans notre premier diagnostic. Il n'en fut malheureusement pas ainsi, car les symptômes morbides n'avaient été qu'enrayés et nous apprîmes ensuite que la terminaison fatale avait eu lieu environ huit mois plus tard.

VII. Entéralgie *(Colique nerveuse).*

L'entéralgie complique souvent la cardialgie à tel point que plusieurs auteurs décrivent simultanément ces deux maladies. Ayant dans quatorze cas observé cette affection, soit isolée de tout symptôme maladif de l'estomac, soit tellement prédominante qu'elle tenait, comme maladie, la première ligne, nous avons cru devoir la décrire à part, sauf à indiquer la fréquence de la gastro-entéralgie.

La colique nerveuse apparaît ordinairement d'une manière brusque; elle est caractérisée par des douleurs vives, déchirantes, qui de la région ombilicale s'irradient vers les autres parties du ventre; une seule fois nous l'avons vue fixée dans un point déterminé de la région latérale. Les malades éprouvent un sentiment de torsion des intestins et ne peuvent se tenir debout. Les parois abdominales sont rétractées. Lorsque la douleur devient plus intense, elle peut occasionner des sueurs froides, l'évanouissement, et donner aux personnes qui entourent le malade des craintes sérieuses. Les douleurs se transmettent souvent à l'estomac et provoquent les symptômes de la gastro-entéralgie. Dans la majorité des cas, la compression du ventre diminue la douleur. Le pouls n'est pas accéléré. Des gonflements accompagnent la crise d'entéralgie;

le ventre devient tendu, sonore. Le dégagement de gaz est suivi d'un soulagement immédiat et coïncide avec le déclin de l'accès. Il y a toujours constipation. Point de vomissements ni de fusées de gaz par la bouche, à moins de complication avec une névralgie de l'estomac.

Le maximum de durée de la crise d'entéralgie, dans les cas observés, a été de 10 heures, le minimum d'un quart d'heure. En thèse générale, elle nous a paru moins longue, et revenant moins fréquemment que l'accès soit de cardialgie simple, soit de cardialgie compliquée d'entéralgie; nous pourrions dire que l'affection est plus locale. Elle n'altère pas la nutrition et n'engendre pas l'hypochondrie.

Les accès d'entéralgie peuvent disparaître pendant plusieurs semaines et même plusieurs mois sans que la prédisposition à cette affection soit complètement éteinte. Il reste ordinairement une tendance à la constipation; les digestions sont lentes et pénibles, accompagnées de borborygmes, de gonflements et de pendiculations. Survient-il une émotion morale ou l'action de mets indigestes, l'accès reparaît avec toute son intensité.

Dans la colique, l'eau du Stock à l'intérieur, les bains d'eau du Schwarzbrünnli, et surtout les douches ascendantes de cette dernière eau ont été suivis de résultats favorables. Il est très-important de surveiller l'alimentation et de diriger l'hygiène des malades encore quelque temps après la cessation de l'eau en boisson.

VIII. Constipation.

Dans la constipation [1] non-seulement les selles sont rares, mais les matières rendues sont dures et laborieusement excrétées. C'est d'abord un état habituel, et si l'on n'y porte remède, il peut devenir constitutionnel. Les principaux dérangements qu'elle entraîne à sa suite et qu'elle provoque, sont de mauvaises digestions, de la dyspepsie, des gonflements, la stase du sang dans les veines abdominales, les hémorrhoïdes. Plus d'une fois nous avons vu des fleurs blanches disparaître avec la constipation qui semblait les avoir provoquées, soit sympathiquement, soit à la suite de la compression des organes du bassin et surtout du vagin, par la distension de l'intestin rectum. Elle peut aussi être la cause occasionnelle du développement de l'hypochondrie. Ces diverses complications non-seulement possibles, mais plus fréquentes qu'on ne le croit généralement, prouvent l'importance que l'on doit accorder à cette affection, et les soins que son traitement réclame, soit avant, soit après l'apparition des complications mentionnées. L'eau du Gournigel employée dans ces cas, agit d'une manière que nous croyons pouvoir appeler spécifique, car tous les malades atteints de constipation dont nous avons pu suivre les observations, même des mois et des années après la cure, ont eu à s'en louer. Quand la

[1] Il n'est question ici que de la constipation par inertie des membranes de l'intestin, forme que l'on rencontre fréquemment dans la pratique. Le traitement de la constipation symptomatique est subordonné à celui de la maladie principale.

maladie est encore récente, elle est facilement surmontée d'une manière durable par l'eau du Stock, puis par celle du Schwarzbrünnli en boisson. Chez les individus à tempérament lymphatique, les douches ascendantes employées simultanément agiront plus sûrement contre les récidives.

IX. Diarrhée.

Nous avons observé au Gournigel deux variétés de diarrhée chronique, l'une dépendant d'une affection catarrhale du tube digestif, l'autre symptomatique, soit d'une gastrite, soit d'une entérite ou d'une gastro-entérite chronique, soit d'un état d'irritabilité de la muqueuse. La diarrhée catarrhale rentrant dans la classe des flux muqueux, il ne nous reste qu'à traiter en quelques mots de la diarrhée produite par irritation gastro-intestinale ou intestinale seulement.

Les principaux symptômes sont des évacuations plus ou moins abondantes dans les 24 heures, accompagnées de ténesme et d'une sensation de brûlure immédiatement après la sortie des matières. Les selles sont précédées de gargouillement et surviennent souvent immédiatement après les repas. Dans l'intervalle, les malades ne souffrent presque point et peuvent vaquer à leurs affaires. Il y a des intermittences d'augmentation et de rémission. Lorsque ces diarrhées datent de plusieurs mois, on voit survenir de la fièvre, de l'amaigrissement, et surtout de la lassitude et de la faiblesse. On remarque que la nutrition ne se fait qu'imparfaitement. Parmi les causes occasionnelles, nous citerons surtout, comme nous ayant paru avoir une influence marquée dans la majorité des cas, une nourriture insuffisante et grossière, les habitations humides, mal aérées, etc.

La diarrhée chronique provenant d'irritation réclame l'emploi exclusif de l'eau du Stock à l'intérieur et de bains tièdes. L'eau du Schwarzbrünnli n'a pas été supportée par les malades de cette catégorie qui ont voulu en tenter l'usage. Nous croyons devoir insister d'autant plus sur ce point que les diarrhées chroniques provenant d'une augmentation de sécrétion muqueuse sont au contraire plus favorablement influencées par l'eau du Schwarzbrünnli.

X. Vers intestinaux.

1. Ascaride lombric.

C'est de tous les vers intestinaux celui qui se rencontre le plus fréquemment dans la pratique, surtout chez les enfants; lorsque la présence de cet entozoaire n'a pas encore réagi sur tout l'organisme, il ne réclame ordinairement que l'emploi des remèdes dits vermifuges. Nos observations ont porté sur des individus affectés de diathèse vermineuse. Cette diathèse atteint plus particulièrement les enfants ou les jeunes personnes scrofuleuses, d'un tempérament lymphatique; elle est caractérisée par la reproduction rapide des vers après leur expulsion provoquée par l'usage des médicaments anthelmintiques. Les symptômes généraux et locaux reparaissent après un temps plus ou moins long; ils peuvent même amener un état cachectique. L'eau sulfureuse, soit seule, soit secondée par l'emploi de quelque vermifuge doux, provoque d'abord l'expulsion des vers, et empêche ensuite leur reproduction. Nous avons vu plusieurs enfants languissants, pâles, mous, reprendre rapidement des forces, et dont le rétablissement était complet quelques mois plus tard. L'eau combat avantageusement la prédisposition vermineuse en ramenant les fonctions digestives à leur état normal et en rétablissant l'équilibre entre les aliments ingérés et les forces assimilatrices.

2. *Oxyures (ascarides du rectum).*

Leur siége principal est le rectum. Ces vers blancs, minces, ne mesurant que quelques lignes, deviennent surtout incommodes par les démangeaisons qu'ils produisent à l'anus. Le chatouillement revient plus particulièrement le soir et provoque une irritation presque continuelle que les malades augmentent encore en se grattant; expulsés avec les selles qui en sont souvent couvertes, ils se reproduisent en grand nombre. Ils amènent à la longue un état congestionnel qui dans certains cas peut déterminer la formation de tumeurs hémorrhoïdales. Les quatre cas que nous avons observés n'ont pas résisté à l'eau en boisson non plus qu'aux douches locales de Schwarzbrünnli.

3. *Tœnia.*

Sur 18 cas observés pendant les 4 années de notre séjour au Gournigel, 14 appartenaient au genre botriocephalus *(tœnia lata)*. Deux fois nous avons pu constater l'expulsion du tœnia solium, et vu distinctement à la loupe les crochets qui le distinguent du tœnia non armé. L'une de ces observations perd cependant une partie de sa valeur comme preuve de l'apparition des deux variétés de vers plats en Suisse, vu que la personne qui en était atteinte avait habité pendant plusieurs années le nord de l'Allemagne, où le tœnia solium est plus fréquent. De plus, ce ver ne mérite pas strictement le nom de solitaire, car un seul individu en a rendu trois avec leurs têtes respectives.

Comme particularité digne d'être signalée, et qui pourra peut-être plus tard servir à établir l'étiologie de cette affection, nous ferons observer que le ver solitaire est non-seulement fréquent en Suisse, mais qu'il paraît être la règle chez les habitants des rives gauches des lacs de Neuchâtel, de Bienne et de la rive droite du lac de Genève. Un médecin distingué habitant une ville du littoral d'un de ces lacs nous a assuré que les $^4/_5$ des individus de sa localité en étaient ou en avaient été atteints. Nous n'avons jusqu'à ce jour rien pu découvrir qui nous mène d'une manière certaine sur la voie pour l'explication des causes de cette grande fréquence dans certaines parties du pays.

Les symptômes morbides produits par la présence du ver solitaire dont le siége est l'intestin grêle et qui mesure souvent 20 et 30 mètres, sont tellement variés, nombreux et incertains, qu'on nous permettra de les passer sous silence. Le seul signe positif est la sortie périodique d'un plus ou moins grand nombre d'anneaux. Un autre signe important, mais non probant, est l'apparition de coliques passagères, sans diarrhée, surtout après avoir mangé certains aliments. Plusieurs personnes n'en sont nullement incommodées, mais lorsque le ver produit des troubles du côté des organes digestifs, des maux de tête, des étourdissements et autres accidents nerveux, de l'amaigrissement, de la faiblesse, il y a indication à en provoquer l'expulsion.

Depuis la découverte et l'emploi de l'extrait de fougère, on ne nous envoie guère que les personnes chez lesquelles sa présence provoque des accidents nerveux, des dérangements marqués dans les fonctions digestives, ou celles chez lesquelles l'emploi des pilules de Peschier n'a été suivi d'aucun résultat. Les eaux, accompagnées d'un régime anthelmintique, facilitent la sortie du ver; dans les cas où l'on est obligé d'avoir recours à la fougère, elles assurent son action. De plus, les eaux rendent aux organes digestifs leur ancienne vigueur et l'action tonique du Schwarzbrünnli combat avantageusement la prédisposition aux récidives. Dans cette affection, c'est aussi au Schwarzbrünnli à haute dose qu'il faut avoir recours dans la pluralité des cas, pendant une semaine environ. Si au bout de ce temps le ver n'est pas expulsé en entier, on fait prendre la fougère ; après sa sortie on continue l'eau en boisson pendant quelques jours.

XI. Pléthore abdominale.

La congestion veineuse du bas ventre nous a paru dans quelques cas tellement évidente que nous sommes forcé de l'admettre dans notre cadre. Elle peut être symptomatique, soit d'une affection du foie, soit d'une affection du cœur; ou idiopathique et survenant principalement chez des sujets bilieux et lymphatiques. Cet état pathologique, surtout la veinosité sans cause mécanique, ayant trouvé beaucoup de contradicteurs, nous croyons nécessaire de nous y arrêter un instant. Elle est caractérisée par une réplétion de sang dans les vaisseaux abdominaux qui constituent le système de la veine porte. Au premier degré, les personnes qui y sont sujettes se présentent rarement à l'observation du médecin, car les symptômes sont tellement vagues, que l'on ne juge pas encore nécessaire de les soumettre à un traitement; ils subissent des alternatives d'augmentation et de diminution. Cet état est caractérisé par un sentiment de plénitude insolite, appelé par les anciens médecins et par le public *obstructions*. Il y a paresse du ventre, gargouillement, tension intérieure, surtout dans les régions latérales de la cavité abdominale nommées hypochondres. Plus tard, à ces premiers malaises se joint une sorte de dyspepsie non localisée à l'estomac, mais s'étendant à tout le canal digestif, avec perte de l'appétit, flatulence, et diminution dans la fréquence des selles. A un degré plus avancé surviennent les *molimina* des hémorrhoïdes, et même quelquefois la perte de sang qui caractérise cette affection. La maladie alors est jugée, et après cette déplétion, la veinosité intestinale disparaît, du moins momentanément. D'autres individus sont moins heureux, et chez ceux-ci la pléthore abdominale n'est que le premier degré de l'hypochondrie, dont nous aurons plus tard à indiquer le développement ultérieur.

Nous devons avouer qu'à la fin de nos études, nous étions fort peu disposé à admettre cette *stase abdominale* que plusieurs pathologistes ont considérée comme un véritable rêve. Nous comprenons d'autant plus facilement notre erreur que cet état n'est pas de nature à être observé dans les hôpitaux, parce que les individus qui en sont affectés, appartiennent presque tous à la classe aisée et spécialement aux personnes que leur genre de travail force à passer la plus grande partie de leur temps assis. C'est pour nous une congestion passive, que la nature même de la veine porte paraît favoriser. Nous rappellerons que pendant le travail de la digestion l'afflux du sang vers les organes abdominaux est plus considérable que dans l'état de vacuité du canal intestinal. De là le sang se répand dans les organes parenchymateux sous-diaphragmatiques. Chez les personnes manquant d'exercice, ce sang s'accumule en trop grande quantité dans les capillaires. Ajoutons à cela la construction anatomique particulière de la veine porte, privée de valvules, son cours sinueux, ses rapports avec le foie, et nous aurons une explication facile de la veinosité abdominale. Si les anciens étaient allés trop loin en appelant la *vena portarum porta malorum*, nous croyons d'après notre propre observation que nier toute influence à la congestion passive des organes abdominaux est tout aussi éloigné d'une saine observation. Nous avons cru devoir insister sur l'existence de cette veinosité, car reconnue dans ses premières périodes, elle cède facilement à l'action des médicaments, et on sauverait beaucoup de malades des atteintes de l'hypochondrie, si elle était traitée rationnellement avant d'avoir produit de plus grands désordres.

Dans la veinosité abdominale idiopathique, l'eau du Stock en boisson, les bains avec ou sans douches ascendantes ont constamment réussi à opérer une guérison complète. Les cas où il n'y a eu qu'amélioration portent sur des sujets chez lesquels il y avait soit complication, soit veinosité symptomatique.

XII. Hémorrhoïdes.

Lorsque les hémorrhoïdes, constituées par une dilatation variqueuse des veines du rectum, sont régulièrement développées, que le flux hémorrhoïdal revient à des époques régulières, sans influencer défavorablement l'organisme, cet état ne constitue aucune indication thérapeutique spéciale, et il vaut mieux, à notre avis, que les malades se soumettent à cette légère incommodité que de risquer des suites fâcheuses par un traitement, surtout chirurgical, de leurs tumeurs hémorrhoïdales. Du reste, la grande majorité des hémorrhoïdaires n'ont recours à l'intervention de l'art que lorsque des dérangements sont survenus dans la régularité ordinaire de leur flux périodique. L'usage des eaux minérales sulfureuses purgatives en général, et de celles du Gournigel en particulier nous a paru favorable dans les cas de diminution de l'écoulement sanguin, ou même de suppression complète, par des causes d'une appréciation souvent très-difficile, lorsque cette suppression ou cette diminution donnait lieu à des dérangements des organes digestifs, tels que la dyspepsie, les gonflements. D'autre part, les signes de pléthore, soit générale, soit abdominale, requièrent l'emploi de cet agent thérapeutique, qui, en ramenant la congestion vers le rectum, fait disparaître ces symptômes morbides souvent fort inquiétants. Dans ces cas, les lavements d'eau du Schwarzbrünnli ont une influence médicatrice marquée et facilitent la réapparition du sang pendant et après les selles.

L'eau du Stock est employée avec avantage dans les hémorrhoïdes même régulières qui se lient à la pléthore abdominale, et que l'on retrouve surtout chez les personnes auxquelles leur genre de vie ne permet que peu de mouvement, et qui sont obligées d'être presque toujours assises. Pendant la cure, l'évacuation habituelle se fait beaucoup plus facilement, presque sans malaise et sans que ces personnes en soient incommodées. La déplétion des bourrelets est aussi beaucoup plus complète et il survient une période de bien-être à laquelle les hémorrhoïdaires n'étaient pas habitués. Cette amélioration se soutient et nous croyons devoir attribuer en partie ce résultat favorable à la disparition de la constipation habituelle qui est un des attributs ordinaires de l'affection hémorrhoïdale. Le changement de régime et l'exercice sont naturellement des auxiliaires qu'on ne doit pas négliger.

Dans quelques observations nous avons pu constater à la suite de ce mode de traitement une guérison complète de l'affection hémorrhoïdale avec affaissement des tumeurs, sans réaction sur l'organisme. L'affection était récente et n'avait, si nous osons nous exprimer ainsi, pas encore obtenu droit de domicile.

Plusieurs hémorrhoïdes *blanches*, caractérisées par l'écoulement d'un liquide blanc, muqueux et dépendant d'une irritation de la muqueuse, soit des bourrelets, soit du rectum, ont aussi été guéries.

Deux fois sur 54 cas, il y avait une perte de sang trop abondante, qui avait amené à sa suite tous les symptômes de l'anémie. Le résultat a été dans les deux cas favorable, mais il a fallu beaucoup de circonspection dans l'emploi de l'eau.

XIII. Congestion et engorgement du foie.

Les maladies chroniques du foie sont encore très-obscures, et les opinions très-variées, tant sur leur manière d'être anatomico-pathologique que sur le mode de traitement à employer. Sous le nom d'engorgement du foie, on a confondu plusieurs états morbides susceptibles d'amélioration, soit par les purgatifs, soit par les eaux minérales. Les cas où ce mode de traitement nous a paru réussir le mieux, appartenaient à une série de malades dont les symptômes morbides nous ont fait admettre une congestion du foie, soit simple, soit compliquée d'un état d'irritation de l'estomac ou de pléthore abdominale. Les cas où une augmentation de volume du foie est due à un trop plein des vaisseaux sanguins ne nous paraissent pas aussi rares que les auteurs se sont plu à le répéter. Outre l'augmentation de volume de l'organe que la palpation et la percussion démontrent descendre au-delà du rebord des fausses côtes, il y a un sentiment de tension, de gêne dans l'hypochondre droit, gêne qui s'étend souvent jusqu'au creux de l'estomac et qui est accompagnée de dérangements dans les fonctions digestives. La pression n'est pas douloureuse, mais les malades accusent une sensibilité plus grande qu'à l'état normal et quelquefois des douleurs sourdes et passagères. Nous avons observé, en 1849, un cas remarquable de congestion du foie jugé par une crise hémorrhoïdale. A l'arrivée du malade, le foie dépassait le rebord des fausses côtes de trois travers de doigt; le dixième jour de sa cure, les hémorrhoïdes qui n'avaient plus flué depuis près de 15 mois, reparurent, et la perte de sang dépassa de beaucoup les pertes ordinaires qu'il avait eues dans le temps. Le 15ème jour, le foie ne dépassait presque plus le rebord costal, et le 21ème il était revenu complètement à son volume normal.

Ces congestions du foie peuvent être soumises à une espèce de flux et de reflux, c'est à dire qu'elles augmentent et diminuent souvent d'une manière assez brusque. Elles reparaissent facilement et peuvent devenir chroniques. A la suite de cette stagnation du sang dans les capillaires du foie, organe composé d'un système veineux double, il se fait souvent une exudation qui donne lieu à un engorgement de l'organe, engorgement qui est le point de départ de certains états pathologiques du foie, tels que l'hypertrophie, la cirrhose, etc. Tant qu'il n'y a encore qu'engorgement, on peut espérer de l'amélioration par l'emploi de l'eau du Stock en boisson, des bains tièdes et des douches légères sur la région malade. Dans les deux cas où aucun changement n'a suivi l'emploi du remède, nous avons lieu de croire que nous avions déjà affaire à une affection organique.

L'hépatite chronique présente plusieurs points d'analogie avec l'état pathologique dont nous venons de parler, et pourrait être facilement confondue avec la congestion. Cependant sa marche est plus chronique, le développement du foie beaucoup plus lent; la réaction sur l'économie plus frappante, la fièvre, l'amaigrissement plus marqués. Presque toujours l'hépatite chronique est accompagnée de gastrite, ou du moins d'un état subinflammatoire de l'estomac et du duodénum. L'amélioration est moins rapide que dans la congestion, elle nécessite un traitement beaucoup plus long, et réclame ordinairement plusieurs saisons avant d'arriver à une guérison complète, qu'on n'obtient que dans un nombre de cas limité. Le mode d'emploi de nos eaux est le même que dans l'engorgement. L'eau du Stock seule est supportée, celle du Schwarzbrünnli augmentant les symptômes morbides plutôt que de les diminuer.

Deux fois seulement les maladies du foie étaient accompagnées de jaunisse. Celle-ci s'est améliorée rapidement sous l'influence de l'eau minérale.

B. AFFECTIONS DU SYSTÈME NERVEUX.

XIV. Hypochondrie.

A nos yeux, l'hypochondrie est une maladie réelle, ayant pour point de départ les organes abdominaux. Les médecins qui l'ont considérée simplement comme une affection cérébrale, n'ont pas eu l'occasion d'observer cette affection dans ses premières atteintes et n'ont été frappés que des symptômes qui caractérisent les dernières périodes de la maladie dans un certain nombre de cas. Les observateurs auxquels leur position permet de suivre des affections hypochondriaques en remontant avec soin aux causes et au début de la maladie, peuvent s'assurer de la vérité de notre assertion pour l'immense majorité des cas. Les médecins des eaux minérales où ces malades vont chercher du soulagement à leurs maux, arriveront tous à la conviction que l'hypochondrie a presque toujours pour origine matérielle le dérangement d'une ou de plusieurs fonctions abdominales; l'étude clinique comparée qu'ils sont à même de faire tous les jours, les amènera à déterminer les principales causes qui sont ici en jeu. Le but de notre travail ne nous permet pas de présenter toutes les considérations désirables sur cette maladie dont les causes et le point de départ sont encore l'objet de controverses. Nous croyons cependant utile d'entrer dans quelques détails sur les principales phases que présente ce protée médical et sur les indications curatives des sources du Gournigel dans cette affection.

A la première période de l'affection hypochondriaque, les symptômes sont peu déterminés, et l'intervention de la médecine est rarement réclamée. Leur caractère principal est la mobilité, leur siége exclusif la cavité abdominale. Des douleurs vagues, fugitives sont ressenties dans diverses régions du ventre, et principalement dans les hypochondres, d'où vient la dénomination de la maladie. Il y a des rémissions fréquentes; cet état de malaise ne dure guère que quelques jours, pour faire place pendant un temps plus ou moins long à un état à peu près normal. Les malades ne sont pas encore inquiets, et voyant que leurs fonctions sont régulières, ils continuent à vaquer à leurs occupations. Peu à peu ces malaises se renouvellent plus fréquemment, mais sans augmentation de durée. Les digestions sont moins bonnes; il y a dyspepsie légère, appétit moins prononcé, gonflements passagers et disposition à la constipation. Les médecins de l'ancienne école donnaient à ce groupe de symptômes le nom d'*obstructions*. Ce qui distingue le début de la maladie, c'est que chaque symptôme pris à part est de peu d'importance et a plus d'une fois été ressenti sans autre altération de la santé; c'est de leur réunion seulement qu'on peut en induire un état maladif.

La deuxième période est caractérisée par l'aggravation des symptômes du côté des organes abdominaux et l'apparition de phénomènes nerveux qui s'irradient vers d'autres points de l'économie. De purement locale qu'elle était à son origine, l'hypochondrie tend à devenir générale, ou du moins à se manifester par des troubles très-variés et s'étendant à divers points du corps. Les digestions deviennent plus pénibles, s'accompagnent de douleurs changeant de place et non localisées dans le point correspondant à l'estomac; l'appétit est diminué; la constipation est plus prononcée. Cette dernière fait quelquefois place à la diarrhée survenant sans cause appréciable et ordinairement suivie de soulagement. Les gonflements sont plus prononcés et augmentent de durée. C'est à cette époque qu'apparaissent les signes de la pléthore abdominale dont nous avons parlé à l'occasion de cette affection et que se présentent les dispositions hémorrhoïdales. Nous considérons les hémorrhoïdes sous l'influence de cette réunion de circonstances comme critiques, car avec l'évacuation sanguine on voit disparaître, du moins momentanément, les symptômes morbides, et la santé revenir. Lorsque les hémorrhoïdes s'établissent d'une manière régulière, on peut ordinairement regarder la maladie comme jugée. On conçoit alors que dans des circonstances pareilles il serait imprudent de considérer les hémorrhoïdes comme une maladie incommode à guérir; toute l'indication se résume à les régulariser et à chercher à rappeler l'écoulement s'il y avait tendance à la suppression.

Lorsque la maladie fait des progrès, les caractères nerveux, vagues et indécis jusque là, se dessinent mieux. Avant de sortir de l'abdomen, nous voyons les palpitations nerveuses de l'aorte qu'on ressent souvent à travers les parois abdominales, soit en exerçant une légère pression, soit même en appliquant seulement la main dans le creux de l'estomac. Ces palpitations se retrouvent aussi dans certains accès de cardialgie et n'offrent point de différence appréciable, sinon l'importance particulière que leur donnent les malades. Il survient des palpitations, des accès d'asthme, de la lassitude dans les membres, des douleurs le long de la colonne vertébrale, une augmentation de la sensibilité normale de la peau, etc. La tête n'en reste pas exempte, et le malade ressent des douleurs tantôt variables, tantôt fixes *(clavus hypochondriacus)*. Il peut aussi se présenter une surexcitation des organes des sens. Les malades se préoccupent de leur état, sont inquiets et disposés à donner à chaque symptôme une valeur exagérée. Sans croire encore leur état incurable, leur mobilité se porte sur les médecins et sur les médicaments. Ils acceptent avec empressement chaque médicament et l'abandonnent bientôt si l'effet n'est pas subit.

La troisième période est caractérisée par des troubles cérébraux plus prononcés, qui peuvent donner lieu à une forme de maladie mentale particulière et à laquelle on a donné le nom de *monomanie hypochondriaque*. On voit aussi survenir des maladies organiques de certains organes, plus particulièrement dans la cavité abdominale. Ces diverses altérations doivent être considérées comme conséquences des congestions fréquentes auxquelles sont soumis les organes parenchymateux pendant les crises de la première et de la deuxième période. Une fois développées, ces altérations rentrent dans d'autres divisions du cadre nosologique, n'ayant, à part leur point d'origine ou de départ, rien de commun avec l'état hypochondriaque.

L'hypochondrie très-rare chez la femme est très-fréquente dans certaines classes de la société chez les hommes, surtout vers l'âge mûr. Les personnes à vie sédentaire, bien nourries, en sont principalemənt atteintes. La déplétion mensuelle des organes abdominaux chez la femme serait-elle la principale cause de sa rare apparition?

Comme on peut le voir par ce qui précède, l'hypochondrie participe, à notre avis, de la circulation et du système nerveux; vouloir, par amour de système, la ranger exclusivement soit dans les maladies de la circulation, soit dans les névroses, nous paraît en désaccord avec l'observation et la pratique. L'état congestionnel est ordinairement prédominant dans la première et le commencement de la deuxième période; il cède ensuite le pas à la névrose. Cette régularité des symptômes souffre cependant des exceptions.

Il est important de distinguer entre l'hypochondrie et la *nosophobie* ou crainte des maladies. C'est à cette dernière qu'on doit rapporter ces observations de malades imaginaires qui se croient atteints de toutes les maladies dont ils s'entretiennent avec d'autres personnes, ou dont ils lisent les descriptions. Ceux-là seuls peuvent être guéris par l'effet moral ou les simples les plus innocents de la matière médicale.

Notre but sera rempli si nous sommes parvenu à donner une idée de l'hypochondrie, de la succession et de l'enchaînement des symptômes, car il nous serait impossible de décrire ici en détail toutes les variantes qui se présentent dans la pratique. Ayant eu en vue de démontrer seulement les causes de l'hypochondrie et sa curabilité, du moins jusqu'à une certaine période de son développement, il était nécessaire avant tout de constater son existence.

Le mode d'action physiologique des eaux du Gournigel démontre déjà qu'elles sont indiquées dans les affections hypochondriaques; notre relevé statistique fournit la preuve à l'appui. Il est plus difficile de déterminer à laquelle des sources on devra avoir recours, car aucune règle générale ne peut être établie. Souvent l'eau du Stock fait à elle seule les frais de la guérison; dans d'autres cas, il faut y ajouter une certaine quantité de Schwarzbrünnli, surtout chez les individus à tempérament lymphatique, et lorsque la maladie est ancienne. Dans certaines variétés il est même utile de terminer la cure par l'eau du Schwarzbrünnli seulement. Les bains, les douches tant ascendantes que générales ou locales peuvent être, pour certains malades, des auxiliaires dont on ne devra pas négliger l'emploi. Nous ne nous permettrons pas d'émettre une opinion sur la part à attribuer à l'air, au mouvement, aux distractions, au changement de régime dans les résultats favorables, mais nous avons la conviction qu'on doit aussi en tenir compte.

Nous avons plus d'une fois remarqué que pendant

les premiers jours de l'emploi de l'eau il y avait une espèce de recrudescence dans les symptômes morbides accusés par les hypochondriaques, état transitoire qui les décourageait, et assez souvent nous avons été obligé d'employer tous les moyens de persuasion pour les engager à persévérer et à ne pas se laisser abattre par cette aggravation passagère. Ceux qui ont suivi nos conseils ont en général eu lieu d'en être satisfaits, car peu à peu, en proportion de l'effet purgatif (qui cependant doit être modéré), la santé est revenue, et la plus grande partie des malades appartenant à cette catégorie ont quitté l'établissement ou complètement guéris ou avec une amélioration très-satisfaisante. Il est inutile de dire que, plus l'hypochondrie est rapprochée de son début, plus les eaux minérales en triomphent facilement. Arrivée à la troisième période, les changements favorables sont beaucoup plus rares et ne s'obtiennent alors qu'à force de persévérance et de soins.

XV. Hystérie.

Un livre entier ne suffirait pas si, dans le but de poser des indications, nous voulions retracer ici l'hystérie et ses principales formes, depuis l'agacement nerveux jusqu'à la passion hystérique, caractérisée par les accès les plus violents. Les maladies nerveuses des femmes revêtent des formes si variées, si changeantes, si souvent influencées d'une manière tout-à-fait différente par la même médication, qu'il est complètement impossible de s'arrêter à un mode de traitement uniforme, même pour les cas qui au premier coup d'œil présentent la plus grande analogie. La constitution joue ici un rôle important, et il est nécessaire d'étudier non-seulement les symptômes, mais aussi les causes de la maladie, la succession des phénomènes nerveux, les conditions sociales, etc. Cette maladie se manifeste fort rarement chez l'homme et paraît être un attribut presque exclusif du sexe féminin.

1° L'influence de l'eau du Gournigel nous a paru plus particulièrement favorable dans les cas de vapeurs caractérisés par un excès de mobilité nerveuse et une augmentation de la sensibilité viscérale, allant quelquefois jusqu'au spasme. Les anxiétés épigastriques avec gonflements et des symptômes simulant la cardialgie en sont les principaux caractères. Cette forme se distingue par son irradiation vers le cou, la présence plus ou moins prononcée de la boule hystérique, une douleur nerveuse moins franche dans la région de l'estomac. Des gonflements considérables en sont la suite ordinaire. Au bout de quelque temps les digestions souffrent, l'appétit se perd, et cet état réagit fortement sur le moral. Souvent il survient des constipations qui augmentent cet agacement nerveux, au point de provoquer des symptômes analogues à ceux de l'hypochondrie. La tête est tantôt libre, tantôt le siége de sensations souvent plus pénibles que douloureuses, telles qu'un sentiment de vide, de pression, de tension. D'autres fois la douleur est limitée à un point du crâne ou de la face *(clavus)* et il y a hyperesthésie de la peau, à tel point que dans une observation la pression du sommet de la tête provoquait un accès nerveux. Lorsque l'affection ne va pas plus loin, il y a souvent des rémissions assez longues pendant lesquelles les personnes nerveuses paraissent jouir d'une santé parfaite. Cet état réagit peu ou point sur le physique et l'air de santé; l'embonpoint de ces personnes contraste avec les symptômes morbides dont elles se plaignent.

2° Une variété plus commune (du moins aux eaux) est celle où cet état nerveux se complique de dérangements des fonctions utérines et de chlorose. Le point de départ paraît être alors le petit bassin; il a donné lieu à l'opinion que dans l'origine l'hystérie n'était qu'une névrose utérine, *propter solum uterum, mulier id est quod est.* L'aura part de l'utérus et peut s'étendre de mille manières aux organes abdominaux et thoraciques. Lorsque consécutivement le système nerveux cérébro-spinal est atteint, on voit survenir les attaques nerveuses proprement dites avec leurs types divers.

Les accidents spasmodiques des personnes nerveuses nous ont paru céder d'autant plus facilement à l'action thérapeutique de nos eaux minérales qu'ils étaient plus fugaces et qu'ils s'épuisaient de mille manières différentes sur les divers organes de la vie de relation ou organique. Ce sont, comme dit Hoffmann, les hystériques chez lesquelles la tyrannie s'établit sur les fonctions vitales et ne gagne que fort rarement le système nerveux affecté aux mouvements volontaires. Les personnes à tempérament sanguin sont moins faciles à soulager par la cure que celles où le tempérament nerveux se mélange au bilieux ou au lymphatique. Ici comme dans l'hypochondrie, le traitement sera des plus variés, et telle personne chez qui l'eau du Stock n'amenait aucun résultat satisfaisant, s'est très-bien trouvée du Schwarzbrünnli en boisson et vice-versa. Les bains tièdes forment un point essentiel du traitement.

Dans les indications qui dirigent la cure, le médecin doit peser avec soin toutes les circonstances qui peuvent amener à des données spéciales sur l'emploi du médicament. Telle femme nerveuse se trouve bien des douches froides qui chez un autre malade ne feraient qu'augmenter les vapeurs et les spasmes. Ici surtout il faut suivre les évolutions morbides pas à pas et mettre de côté tout esprit de système pour combattre l'ennemi corps à corps. Les complications devront surtout être étudiées avec soin.

XVI. Migraine.

La migraine est une affection de la tête, caractérisée par une douleur plus ou moins vive, siégeant le plus ordinairement dans la région frontale, la cavité orbitaire, et s'étendant souvent à l'œil, aux tempes. Les autres parties de la tête sont quelquefois affectées consécutivement. La maladie peut atteindre les deux côtés à la fois ou l'un après l'autre, ou être latérale seulement. Cet état s'accompagne de nausées, de fourmillements, de vomissements et d'anxiété.

La migraine revient par accès ordinairement irréguliers quant à leur fréquence, leur durée et l'époque du jour à laquelle ils surviennent.

Dans le but de caractériser l'accès de migraine et de l'isoler des autres céphalées avec lesquelles on pourrait le confondre, nous indiquerons la succession ordinaire des symptômes morbides, sans cependant entrer dans les détails. Quelques symptômes précurseurs annoncent l'invasion de l'accès, tels que le malaise, les bâillements, les nausées, l'inappétence, la tristesse, les fourmillements. Viennent ensuite les illusions de la vue, les éblouissements. L'objet dessiné sur la rétine paraît d'abord pâle, puis entouré d'un cercle lumineux, disposé en zig-zag et dans un mouvement d'oscillation continuelle. Cette hallucination de la vue ne dure ordinairement que quelques minutes, et la douleur commence à se localiser dans un des points de la tête que nous avons indiqués. Bientôt les douleurs deviennent vives, lancinantes, à la fin presque insupportables. Dans cet état, le malade ne peut supporter ni le bruit, ni le mouvement, ni le moindre travail. Il est obligé de s'isoler et de rester dans l'immobilité et le silence le plus complet. Les idées sont confuses et la mémoire infidèle. Ordinairement l'accès se termine par des vomissements, plus rarement par le sommeil.

On distingue deux espèces de migraines, l'une viscérale et qui est le plus souvent sous la dépendance d'une affection de l'estomac, quelquefois aussi provoquée par un dérangement des fonctions utérines; l'autre idiopathique, dans laquelle la douleur et les symptômes décrits paraissent à eux seuls constituer toute la maladie.

Pour nous, la migraine idiopathique, qui est du reste de beaucoup la moins fréquente, est une névralgie du nerf trijumeau et plus particulièrement de sa branche ophtalmique, paraissant dans la majorité sinon la totalité des cas provoquée par une congestion passive des veines du sinus caverneux. Nous avons été amené à supposer cette connexion de l'apparition de la migraine en 1847, époque où nous étions incommodé de migraines à des intervalles assez longs. Ayant été forcé de porter alors au service militaire une cravatte serrée, nous ressentîmes pendant deux jours de suite un commencement de migraine, que nous pûmes cependant abréger en ôtant immédiatement la cravatte à laquelle nous n'étions pas habitué. Frappé de cette coïncidence, nous ne pûmes l'attribuer qu'à la compression incomplète des veines du cou, qui empêchait le retour du sang vers le cœur et provoquait une congestion des sinus cérébraux et plus particulièrement du sinus caverneux. Nous répétâmes plus tard cette expérience en comprimant avec le doigt seulement la veine jugulaire gauche, et au bout de quatre minutes nous ressentîmes des éblouissements dans l'œil correspondant qui étaient le premier symptôme de notre accès de migraine. Cet accès fut abrégé par un exercice gymnastique qui consiste à porter la tête en arrière, avec rotation du côté malade.

L'estomac joue un rôle important dans l'affection dont nous nous occupons; il est souvent la cause occasionnelle des accès de migraine; cependant il faut, dans la majorité des cas, admettre une prédisposition

Note. L'exercice gymnastique, auquel nous nous livrions instinctivement pour abréger nos accès de migraine et diminuer la douleur, vient à l'appui de l'opinion qui nous fait placer la cause de la migraine dans le sinus mentionné, sinus dont le gonflement produit la compression du nerf trijumeau. Etant assis, on renverse la tête en arrière, sans deplacement du tronc, avec rotation du côté malade. Cette position facilite la déplétion des veines, qui est rendue encore plus active par des inspirations profondes. Nous avons été très-satisfait de voir plus tard notre explication corroborée par l'autorité de M. Auzias qui, en 1849, a lu à l'Institut un mémoire sur la migraine.

individuelle et souvent héréditaire. Beaucoup de personnes ne peuvent pendant l'acte de la digestion se livrer à un travail d'esprit astreignant sans voir survenir immédiatement l'accès. Les mauvaises digestions, les aliments indigestes, la constipation suffisent souvent pour la provoquer.

L'influence des eaux du Gournigel est des plus salutaires contre la migraine; aussi le nombre des baigneurs qui viennent y chercher la guérison ou l'amélioration de cette affection plus pénible que grave, augmente-t-il chaque année.

L'emploi de l'une ou de l'autre des sources, ou des deux simultanément, dépend de la constitution individuelle, de l'ancienneté de la maladie et de l'état des organes digestifs. On augmente la dose de l'eau progressivement jusqu'à légère purgation. Il est important d'ajouter que fréquemment il arrive avant le 10ème jour de la cure un dernier accès de migraine qui est ordinairement suivi d'un résultat très-favorable, savoir la cessation complète de la maladie. Nous avons remarqué (est-ce accidentel ou la règle?) que plus l'accès était violent, plus la guérison complète était probable. D'autres fois rien de semblable ne survint et le mal disparut sans cette exacerbation momentanée.

XVII. Névroses et névralgies diverses.

1° *Céphalalgie.* La douleur est ordinairement fixée à la partie antérieure de la tête; cependant elle paraît dans certains cas située plus profondément. La céphalée présente des degrés d'intensité très-variables. La douleur est ordinairement gravative; d'autres fois le mal de tête est accompagné d'un sentiment de constriction ; les idées sont confuses. La céphalalgie est souvent liée à un état morbide des organes abdominaux, tel que la dyspepsie, la constipation, les hémorrhoïdes. L'eau du Gournigel en boisson et en lotions modifie favorablement cette affection.

2° *Vertiges.* Nous avons observé deux cas de vertiges revenant plusieurs fois dans la journée avec éblouissements et disparaissant sans laisser à leur suite ni augmentation de fréquence du pouls, ni congestion de la face. Dans un des cas, il y avait tendance à la constipation, dans l'autre excès de travaux intellectuels. Tous deux ont été guéris par l'eau du Stock en boisson et l'usage externe de l'eau du Schwarzbrünnli.

3° *Tic douloureux (prosopalgie).* Dans cette névralgie, comme dans la plupart des affections nerveuses, l'eau du Gournigel nous a paru avoir une influence plus particulièrement favorable, lorsque la maladie n'était pas essentiellement nerveuse, mais compliquée et liée soit à un état chlorotique, soit à un état pathologique des organes abdominaux. Les deux malades guéris étaient d'abord une jeune personne chlorotique et présentant des symptômes cardialgiques; puis un homme de lettres chez lequel un flux hémorrhoïdal avait été supprimé brusquement. Il ne faut pas négliger dans ces cas les douches locales qui secondent puissamment l'eau en boisson.

4° *Asthme.* Deux fois l'asthme a été jugé par l'apparition des hémorrhoïdes, et pour les deux malades, il y a eu guérison complète. Les autres asthmatiques n'ont été que soulagés à divers degrés.

5° *Amblyopie.* La vue s'est améliorée chez deux malades qui présentaient tous les signes d'un tempérament bilieux avec pléthore abdominale. Un troisième malade à constitution essentiellement nerveuse n'a obtenu aucun résultat, et l'eau n'a pas eu la moindre influence sur la paralysie commençante de la rétine.

6° Parmi les autres névralgies nous citerons une *névralgie de l'ovaire*, une *névralgie intercostale*, *temporale* et *sousorbitaire*, qui ont été améliorées. Deux *coqueluches* ont été complètement guéries, mais si rapidement que nous croyons devoir attribuer la plus grande part de ce résultat au changement de climat.

C. MALADIES DES FEMMES.

XVIII. Chlorose *(pâles couleurs)*.

Les vertus d'une foule d'eaux minérales ont été préconisées contre cette affection, dont la fréquence paraît augmenter surtout dans les villes. Les médecins, en présence d'une telle quantité de bains prônés, se trouvent souvent dans l'embarras du choix ; nous croyons leur être utile pour leur détermination en indiquant les variétés de chlorose dans lesquelles l'eau du Gournigel nous a paru plus particulièrement favorable.

Nous plaçons en première ligne la chlorose compliquée de cardialgie. Cet état de l'estomac, surtout lorsque les aliments ne sont plus supportés, augmente la faiblesse; la nutrition n'étant qu'imparfaite, facilite l'hydrémie et ces chlorotiques ont, d'après le langage ordinaire, un estomac si délicat qu'elles ne peuvent plus rien supporter. Nous avons eu l'occasion d'observer que des chlorotiques, chez lesquelles tous les médicaments ferrugineux étaient restés sans effet, faute de forces assimilatrices, furent améliorées rapidement par nos eaux. L'estomac, sous l'influence de l'eau minérale, subit en peu de temps un tel changement qu'il digérait les aliments. Les malades plongées dans un état de langueur revenaient à la vie et sentaient renaître leurs forces. Les palpitations, la gêne de la respiration diminuaient et permettaient l'exercice qui jusqu'alors avait été très-pénible. Le teint se ranimait, le sang menstruel était moins aqueux, et les malades quittaient l'établissement dans un état très-satisfaisant. Dans ces cas, nous avons observé que le Schwarzbrünnli à la dose de quelques verres dans la journée agissait beaucoup plus énergiquement que le Stock et qu'il était en général mieux supporté que ce dernier. Les bains de Schwarzbrünnli d'abord, quelquefois vers la fin de la cure des bains ferrugineux ou des bains salins, d'après l'état de la peau, ont été dans la majorité des cas de puissants auxiliaires de l'eau en boisson. L'exercice, les promenades, à moins de contre-indications, augmentent l'action salutaire du médicament.

La chlorose se complique aussi de névralgies très-diverses, surtout des nerfs de la tête, à type intermittent. Ces névralgies alternent quelquefois avec la cardialgie. Dans un cas, nous avons rencontré une forme particulière d'affection de la moelle épinière, présentant les principaux symptômes de la maladie connue sous le nom d'*irritation spinale*, avec douleur à la pression le long de la colonne vertébrale, faiblesse et engourdissement des membres, surtout de ceux des extrémités inférieures. Dans ces variétés, l'eau du Gournigel a modifié avantageusement autant l'affection principale que les complications nerveuses.

En troisième ligne vient la chlorose accompagnée de troubles utérins. Nous avons pu nous convaincre par l'observation que les dérangements de la menstruation étaient très-variés, et surtout qu'ils n'étaient pas la cause première, mais bien une conséquence de l'altération du sang. Ces symptômes résultant de la même cause doivent naturellement être influencés d'une manière analogue par le traitement. Nous aurons du reste l'occasion de revenir sur ce sujet en parlant de l'aménorrhée et de la ménorrhagie. Citons encore les fleurs blanches qui compliquent souvent les pâles couleurs et augmentent l'affaiblissement et la prostration des forces, tout en entretenant une irritation locale.

La constipation et la diarrhée des chlorotiques indiquent aussi l'emploi de l'eau du Gournigel.

XIX. Aménorrhée.

Dans l'aménorrhée ou suppression des règles, dépendant d'un état chlorotique, de grossesses fréquentes, d'allaitement, d'hémorrhagies, de saignées, en un mot de causes débilitantes, la première indication est de rendre à la constitution l'énergie nécessaire, afin qu'elle puisse reprendre ses fonctions physiologiques. Cette variété d'aménorrhée se rencontre surtout chez les personnes à tempérament lymphatique, et dans les cas de ce genre, nous ne connaissons pas d'eau minérale qui remplisse mieux les indications thérapeutiques, convenables à cette affection. Les propriétés excitantes de l'eau sur la circulation abdominale ramènent mieux que les emménagogues ordinaires l'apparition des règles. La quantité de fer contenue dans l'eau rend au sang ses conditions normales. Souvent cette aménorrhée est accompagnée de troubles digestifs, tels que l'inappétence, la cardialgie, l'entéralgie, et des coliques dans la région du bassin. En modifiant avantageusement ces divers symptômes morbides, la cure permet aux aliments d'être assimilés et surtout de rendre au sang ses propriétés vivifiantes.

C'est dans les cas de ce genre qu'il est important de surveiller les malades et d'empêcher les effets purgatifs de l'eau. La cure non purgative doit être observée ici avec rigueur, et mieux vaut en cas de constipation vider l'intestin au moyen de l'eau minérale prise en lavements, que d'augmenter la dose d'eau en boisson. Les bains et les douches froides sont de puissants moyens adjuvants.

Nous avons une autre variété d'aménorrhée, liée à un véritable état de pléthore. Ce sont ordinairement de jeunes personnes d'un tempérament sanguin, prédisposées aux congestions cérébrales, pulmonaires, et où la congestion périodique paraît se chercher une voie, sans s'arrêter de préférence à un organe. Ces malades se plaignent de vertiges, de gêne momentanée de la respiration et surtout de pesanteur dans les lombes et le bas ventre. Souvent cet état s'accompagne de leucorrhée. Cette aménorrhée doit être traitée d'une manière diamétralement opposée à la précédente; ici les eaux du Gournigel sont moins fréquemment indiquées. Nous les avons cependant vu agir favorablement dans deux cas rentrant dans cette catégorie. Le traitement a consisté uniquement en eau du Stock à dose purgative, bains de siége, quelques douches faibles sur l'hypogastre, et en exercice.

XX. Dysménorrhée.

Les principales règles que nous venons d'établir pour l'indication de l'emploi des eaux du Gournigel dans l'aménorrhée, s'adaptent parfaitement à la dysménorrhée ou menstruation difficile. Dans cette affection, les règles, quoique apparaissant assez régulièrement, sont accompagnées pendant les premiers jours et souvent précédées de vives douleurs ayant pour siége le bas ventre, les lombes, et s'irradiant souvent jusque dans les organes voisins. Nous avons observé un cas où ces douleurs étaient tellement vives qu'elles étaient suivies de syncope. D'autres fois on voit survenir des vomissements nerveux. A la longue, la quantité de la perte sanguine diminue, la menstruation devient irrégulière et sa suppression totale peut survenir, ce qui a fait admettre à plusieurs médecins l'opinion que la dysménorrhée n'était que la première période de l'aménorrhée. A la suite de ces souffrances répétées, l'organisation se détériore et amène souvent un véritable état nerveux, donnant lieu à des symptômes hystériformes.

La dysménorrhée survient sous l'influence des mêmes causes que l'aménorrhée, et par conséquent nous avons une dysménorrhée cachectique et une dysménorrhée pléthorique. Le traitement devra varier d'après la constitution individuelle. La cure sera plus certainement suivie d'un résultat favorable lorsque la difficulté de la menstruation succèdera à un état chlorotique, avec engorgement ou congestion de l'utérus, comme aussi dans les cas où elle devra être rapportée à une névralgie de cet organe.

Une autre cause moins fréquente de la dysménorrhée est l'étroitesse, soit naturelle, soit consécutive, de l'ouverture du col utérin. Lorsque cet état pathologique existe, il devient la cause provocatrice de la dysménorrhée. L'emploi de l'eau ne pourra être suivi d'un résultat favorable que dans les cas où l'étroitesse du canal utérin est accidentelle, soit qu'elle résulte d'un engorgement du col de la matrice, soit d'un état subinflammatoire de la muqueuse avec ou sans granulations. On obtiendra souvent une grande amélioration par l'emploi des douches utérines, principalement froides.

Le traitement diffère peu ou point de celui que nous avons indiqué dans l'aménorrhée.

XXI. Hémorrhagie utérine *(ménorrhagie, menses profusae).*

Indiquer l'usage des eaux du Gournigel dans les cas où la menstruation est trop abondante, immédiatement après en avoir conseillé l'emploi, lorsque cet écoulement est diminué ou supprimé, pourrait paraître au premier abord un paradoxe. Cependant en examinant de plus près les causes et les conséquences de la trop grande abondance des pertes utérines, lorsqu'elles ne sont pas provoquées par une affection organique, telles qu'un polype, un corps fibreux, etc., on comprendra facilement l'influence salutaire exercée par nos eaux dans cette maladie.

L'hémorrhagie utérine est ou active ou passive. Lorsqu'elle est liée à un état pléthorique, elle doit être considérée comme un acte physiologique par lequel la nature tend à revenir à l'état normal, et elle ne réclame aucun traitement. L'hémorrhagie passive, au contraire, repose sur l'atonie de l'utérus et entraîne à sa suite les principaux symptômes de la chlorose et de l'anémie. A mesure que les forces diminuent, le sang perd une partie de son cruor et du fer qu'il contient à l'état normal; il devient plus liquide, son passage à travers les muqueuses s'opère plus facilement, aussi voit-on les pertes se succéder de plus en plus fréquemment et durer plus longtemps. Le sang est pâle, liquide, et il aggrave en progression ascendante les évacuations déjà trop considérables. La perte de l'appétit, les névralgies diverses, la faiblesse générale, etc. viennent compliquer cet état et réclamer énergiquement l'emploi d'une médication active.

Les résultats très-favorables obtenus par l'eau du Gournigel dans cette affection nous permettent d'en recommander l'usage. C'est ici surtout le cas d'employer le Schwarzbrünnli à dose non purgative, c'est à dire à petites doses souvent répétées. Son action tonique, en reconstituant promptement les forces, en ranimant l'appétit, satisfera à l'indication principale et retardera l'époque des évacuations utérines, tout en modérant l'intensité de l'écoulement. Dans une de nos observations portant sur une femme dont l'état était fort alarmant à son arrivée aux bains, à tel point qu'elle pouvait à peine marcher, encore moins monter un seul degré d'escalier, et qui était depuis près de 6 mois sous l'influence de pertes continues, nous obtînmes d'abord un intervalle de 15 jours et ensuite de 5 semaines. Depuis cette époque, l'évacuation menstruelle a été normale sous tous les rapports, et la malade jouit actuellement d'une bonne santé.

Dans certains cas nous avons employé avec avantage les bains de sel marin, conjointement avec l'eau en boisson; d'autres fois les bains frais et les douches générales froides paraissaient agir plus favorablement. La nourriture doit être plus substantielle et les repas plus rapprochés que pour la majorité des baigneurs. Il est aussi important d'insister sur l'exercice en plein air, malgré la répugnance de certaines malades.

XXII. Stérilité.

L'infécondité n'est pas une maladie, et cependant on a souvent conseillé dans ce cas les cures d'eaux minérales, sans se rendre toujours compte de leur action. Si nous considérons les nombreuses causes qui peuvent amener la stérilité, nous devons regretter que les auteurs, qui ont écrit sur l'action thérapeutique des eaux minérales, n'aient pas précisé les cas dans lesquels telle ou telle source produira un résultat favorable. On en a fait à grand tort une affaire de mode; aussi diverses sources ont-elles été tour à tour préconisées, vogue passagère qui a donné lieu aux préjugés les plus divers. La stérilité étant un effet et non une cause, il est clair que la maladie étant guérie, la conception pourra avoir lieu. Les affections utérines sont de ce nombre, et avec la disparition de l'aménorrhée, de la dysménorrhée, de la chlorose, de l'hémorrhagie, des fleurs blanches, etc., l'utérus peut revenir à son état normal et être apte à remplir des fonctions physiologiques que ne permettait pas la maladie antérieure.

XXIII. Engorgement de l'utérus.

Malgré l'importante discussion qui a eu lieu dernièrement à l'académie de médecine de Paris sur l'existence ou la non-existence de cet état pathologique, et où plusieurs sommités scientifiques surtout chirurgicales (Velpeau, etc.) ont complètement nié l'engorgement, nous sommes obligé de donner ce nom à une modification maladive qui n'est ni l'inflammation, ni l'hypertrophie de l'utérus. Au point de vue de l'anatomie pathologique et microscopique, nous admettrons que le mot engorgement n'a pas de signification rigoureuse, mais tant que la science n'aura pas déterminé d'une manière très-précise les diverses altérations dont l'utérus peut être le siége, qu'il nous soit permis de conserver cette dénomination. Pour nous, l'engorgement est une augmentation de pesanteur et de volume permanente de l'utérus, avec épaississement total ou partiel de ses parois, sans formation de nouveau tissu.

L'engorgement par suite de congestions, surtout passives, est le seul dont nous ayons à parler ici, vu que nous n'en avons pas observé d'autre dans notre pratique aux bains. A l'état normal, l'utérus est le siége de congestions physiologiques à l'époque de la menstruation et de la grossesse. Lorsque la déplétion du tissu utérin ne se fait pas régulièrement, cet organe ne revient pas à son état normal, il y a augmentation de poids et de volume. Des causes très-diverses peuvent favoriser cette altération complexe qui tient le milieu entre l'inflammation et l'hypertrophie; de ce nombre sont: la position de l'organe, sa compression, la disposition anatomique des veines de l'utérus, la grossesse, l'accouchement, etc. Une fois formée, cette espèce d'infiltration a tout le temps de devenir chronique, car à son début, et longtemps après encore, elle ne donne lieu à aucun symptôme inquiétant et qui conduise à faire douter de son existence. C'est seulement plus tard, après une augmentation progressive, que les phénomènes locaux et sympathiques et les symptômes appartenant aux complications forcent les personnes qui en sont atteintes à réclamer les secours de l'art. Les symptômes perçus par les malades sont ordinairement des douleurs sourdes dans le bassin, avec sentiment de pesanteur. Ces douleurs sont souvent rémittentes et se font surtout sentir vers le périnée, dans la région des reins (Lisfranc considère ce dernier symptôme comme caractéristique). Le mouvement, les courses en voiture, à cheval, augmentent le sentiment de pesanteur et la sensation douloureuse. Il y a fréquemment des dérangements dans la menstruation, de la leucorrhée. Ces sensations maladives augmentent surtout à l'approche de l'époque menstruelle. Lorsque la maladie fait des progrès, les femmes maigrissent, pâlissent, jaunissent; elles éprouvent de la fatigue, des courbatures, elles ne peuvent plus faire le plus léger exercice, et ne se trouvent bien qu'étendues sur un sopha. Il y a accablement physique et moral. Il survient des symptômes sympathiques, surtout du côté du système nerveux, des viscéralgies, des névralgies diverses. Lorsque l'engorgement est accompagné de complications telles que déplacement, ulcérations, de nouveaux symptômes viennent se surajouter aux premiers et rendre une erreur de diagnostic facile. L'engorgement est plus souvent local que général; le col utérin en est fréquemment le siége, soit dans sa totalité, soit dans une de ses parties seulement.

Dans les cas où le col participe de l'engorgement, l'examen lève les doutes que les symptômes énoncés avaient laissés dans l'esprit de l'observateur. On constate une augmentation de volume, des changements de consistance, de couleur, des altérations de la muqueuse allant souvent jusqu'à l'ulcération superficielle, des granulations, etc. Il est important de ne pas oublier que l'examen du col ne fournit que des résultats négatifs, lorsque le corps de la matrice est le siége de l'engorgement.

L'emploi de l'eau du Gournigel est indiqué dans cette affection. Nous avons surtout eu lieu d'être satisfait de l'action de l'eau du Schwarzbrünnli en douches vaginales et en douches ascendantes. Les premières en activant la circulation dans les vaisseaux sanguins du système utérin facilitent la déplétion et le retour à l'état normal. Il est de la plus haute importance d'en régulariser la fréquence, la durée et la température, d'après le cas individuel, et de n'arriver que progressivement aux douches complètement froides et d'assez longue durée. Une cure légèrement purgative d'eau du Stock favorise l'amélioration qui se manifeste déjà pendant la durée de la cure. Les bains ne doivent pas être négligés; des soins hygiéniques seront également recommandés. Nous avons vu de cette manière disparaître complètement, après deux saisons, un engorgement tellement considérable qu'il avait fait craindre une affection beaucoup plus grave de l'utérus. Les ulcérations superficielles et le catarrhe utérin qui accompagnent l'augmentation de volume du col, ne demandent pas de traitement spécial et se guérissent assez rapidement sous l'influence des bains et des douches. Dans un cas où les symptômes nous avaient fait admettre la probabilité d'un engorgement du corps de l'utérus, les douches sur la région hypogastrique ont agi favorablement.

D. AFFECTIONS CATARRHALES.

Depuis fort longtemps les eaux sulfureuses ont été conseillées et employées avec succès pour combattre les inflammations chroniques des membranes muqueuses. Nous avons déjà vu aux articles gastrite et entérite chroniques, pharyngite, que l'eau du Gournigel pouvait ramener ces organes à leur état physiologique. Il nous reste encore à nous occuper des autres membranes muqueuses qui peuvent subir une influence favorable par l'usage de nos eaux, et à déterminer dans quels cas il est opportun d'en conseiller l'emploi. Nous commencerons par la plus fréquente et la plus inquiétante de ces maladies, savoir :

XXIV. Bronchite chronique *(Catarrhe du poumon).*

Cette affection peut survenir d'emblée avec les caractères qui la distinguent, ou être consécutive à une bronchite aiguë, dont nous n'avons pas à nous occuper ici, vu que cette dernière réclame les antiphlogistiques. La toux et l'expectoration sont les deux caractères prédominants de la bronchite chronique. Ordinairement les douleurs ont disparu, et il reste tout au plus un sentiment de gêne, de chaleur ou de pression derrière le sternum; rarement elle est accompagnée de gêne dans la respiration, excepté dans les cas où il existe déjà un épaississement de la membrane muqueuse ou de l'emphysème du poumon. La sonorité du thorax est normale. L'auscultation fait constater des râles ronflants et sibilants dans les diverses parties de la poitrine, et lorsque le catarrhe est encore rapproché de l'état aigu, des râles muqueux et souscrépitants, surtout en arrière et vers la base des poumons.

Comme nous l'avons déjà indiqué, la toux et l'expectoration sont les deux symptômes les plus importants de l'affection dont nous nous occupons. La fréquence de la toux est variable, elle est sèche ou humide, isolée ou par quintes. L'expectoration est facile ou difficile, rare ou abondante. Les matières expectorées varient considérablement quant à l'aspect, la couleur, la consistance, et ces différences ont donné lieu à des remarques pratiques qui nous paraissent importantes pour l'indication de l'emploi des eaux minérales et le choix des sources. Le *catarrhe chronique sec* de Lœnnec se distingue par le peu d'abondance de l'expectoration qui ne consiste souvent dans la journée qu'en quelques crachats nacrés, globuleux, gris perle et de consistance d'empois. Le catarrhe *muqueux* avec crachats adhérents au vase, passant du jaune au verdâtre, du gris au blanc mat, opaques, et présentant souvent les caractères purulents. Le catarrhe *pituiteux*, qui est considéré moins comme une variété de bronchite chronique que comme un flux particulier des bronches, survenant ordinairement à la suite de la bronchite chronique et qu'on a nommé *bronchorrhée*. Les matières sont filantes, incolores, transparentes et ressemblent assez exactement à du blanc d'œuf délayé dans de l'eau. C'est surtout dans cette dernière forme que la quantité des matières expectorées est très-abondante et que les symptômes d'une cachexie particulière surviennent lorsque la maladie dure depuis longtemps. Il y a alors amaigrissement, les forces se perdent, l'appétit diminue ou disparaît complètement; ensuite survient la fièvre hectique avec ses conséquences fatales, lorsqu'on ne peut enrayer la marche de cette affection.

C'est particulièrement dans les deux dernières variétés de bronchite chronique que les eaux sulfureuses en général, et celles du Schwarzbrünnli en particulier sont indiquées. Tant dans le catarrhe muqueux que dans le pituiteux, on voit l'abondance des matières expectorées, la viscosité des crachats diminuer d'ordinaire très-rapidement, et peu à peu la muqueuse bronchique reprend ses fonctions normales. Outre leur avantage dans la maladie locale, les eaux ont la propriété de combattre la prédisposition aux récidives; M. le docteur Lutz, dans sa brochure sur les eaux du Gournigel, recommandait déjà l'emploi du Schwarzbrünnli contre la fatale prédisposition qu'ont certaines personnes à s'enrhumer. Les observateurs qui l'ont suivi ont constaté toute l'exactitude des assertions de cet habile médecin;

nous avons eu nous-même plusieurs fois l'occasion de nous assurer de l'efficacité de ces cures prophylactiques. Nous avons vérifié une fois de plus, il y a deux ans, les bons résultats qu'en a obtenus un de nos amis qui était assez régulièrement pris de catarrhe chronique pendant les trois quarts de l'hiver. Depuis que, d'après nos conseils, il se décida à faire une cure d'eau du Gournigel, il n'a eu qu'un seul rhume qui s'est terminé sans médication active au bout de 15 jours.

Dans les bronchites qui ne sont pas franchement chroniques, de même que dans le catarrhe sec chez les individus pléthoriques, Weissenbourg offrira des résultats plus favorables, tandis que le Gournigel doit être préféré dans les catarrhes avec expectoration abondante, désignés sous le nom de catarrhes muqueux et pituiteux. Les propriétés débilitantes des eaux de Weissenbourg seraient surtout contre-indiquées s'il y avait amaigrissement et menace de fièvre hectique.

Nous devons mentionner l'usage qui s'est introduit depuis plusieurs années, de faire faire aux personnes atteintes de bronchite chronique une demi cure aux eaux de Weissenbourg, et de terminer ou consolider la guérison tout en cherchant à combattre les récidives par une cure de même durée au Gournigel. Les résultats nous ont paru plus particulièrement favorables dans les cas où le catarrhe chronique est encore assez rapproché de l'état subaigu, et où l'on doit, avant d'arrêter la sécrétion, chercher d'abord à combattre l'inflammation. Dans ces cas, c'est ordinairement à l'eau du Schwarzbrünnli qu'il faut avoir recours [1].

[1] M. le docteur Lutz, dans une lettre publiée par M. le docteur Jonquière o. c. p. 77, dit : «Dans les cas où l'ac-

L'eau du Gournigel dans les affections chroniques des bronches est rarement employée autrement qu'en boisson. Il est important de recommander avec soin aux malades de se précautionner contre les variations de température atmosphérique. Quelquefois aussi on fera bien de ne pas laisser boire l'eau à sa température naturelle, du moins les premiers jours, et de la couper avec de l'eau tiède.

Les bains en général sont exclus du traitement des maladies chroniques de la poitrine; est-ce à tort ou à raison? Nous ne pouvons résister à l'envie de donner à nos lecteurs le résultat d'une expérience que nous fîmes en 1849 sur un des malades envoyés aux bains du Gournigel par l'hôpital de l'Isle. Cet individu était atteint d'un catarrhe chronique datant de plusieurs années et qui l'avait considérablement affaibli. Il fut surpris par la pluie en se rendant à l'établissement et le lendemain se déclara une bronchite aiguë avec fièvre et forte dyspnée. Au moyen des antiphlogistiques, nous parvînmes au bout de trois jours à calmer la fièvre et les symptômes les plus alarmants. Le temps étant limité pour lui, et comme nous n'osions pas encore lui faire boire l'eau le 5ème jour, nous lui prescrivîmes un bain d'eau du Stock avec addition d'un tonnelet (40 litres environ) d'eau de Schwarzbrünnli. Le bain ayant été bien supporté, nous le répétâmes le lendemain et les

---

«tion débilitante des eaux de Weissenbourg n'est pas à dé-«sirer, on y remédiera par des médicaments amers-aroma-«tiques ou par une cure aux bains du Gournigel. Cette der-«nière est indiquée d'une manière toute spéciale dans les «catarrhes chroniques chez les personnes prédisposées à «cette affection.»

jours suivants en augmentant la dose de Schwarzbrünnli. L'effet fut surprenant, car sans autre médicament les signes d'engorgement de la muqueuse bronchique disparurent promptement; le 10ème jour il put prendre l'eau en boisson, et le 26ème il quitta l'établissement complètement guéri de ses deux maladies. Ce résultat des bains sulfureux dans la bronchite chronique, quoique isolé, est engageant pour de nouvelles tentatives que nous espérons pouvoir répéter lorsqu'une occasion pareille se présentera.

Emphysème.

Il ne peut être ici question de la guérison de cette affection, mais d'une amélioration des symptômes morbides. La cause ordinaire de l'emphysème est le catarrhe chronique avec hypertrophie de la muqueuse des ramifications bronchiques et obstruction du canal aérien par l'accumulation de sécrétion dans les parties malades. L'eau minérale, en diminuant la quantité des produits sécrétés et en agissant comme résolutif sur l'engorgement des muqueuses, ramène les canaux à une plus grande capacité et permet par conséquent à l'air d'arriver avec beaucoup moins de peine dans les vésicules pulmonaires, et surtout d'en sortir facilement. L'air pénétrant plus librement, la circulation et l'oxigénation du sang sont plus complètes. On comprend alors l'amélioration, non-seulement passagère, mais consécutive qu'a l'eau sulfureuse dans ces cas.

XXV. Leucorrhée *(fleurs blanches).*

La leucorrhée n'existe réellement que lorsque l'écoulement est assez considérable pour incommoder les personnes qui en sont atteintes. Nous n'avons à nous occuper que des fleurs blanches à l'état chronique, sans symptômes inflammatoires. Le siége le plus fréquent de cette augmentation de sécrétion est, d'après son ordre de fréquence, la partie supérieure du vagin, le col et la cavité de l'utérus. L'examen de visû peut seul faire connaître d'une manière précise le siége du mal, malgré les distinctions que l'on a voulu établir d'après la couleur, la consistance, etc. des matières sécrétées. C'est un liquide ordinairement visqueux et transparent, plus rarement aqueux. Il perd quelquefois sa transparence et est assez analogue au mucus sécrété par les autres muqueuses. Le liquide est fourni en quantité non-seulement variable d'après l'individualité, mais chez la même personne il peut y avoir des variations très-considérables à des distances rapprochées, non-seulement quant à la quantité, mais aussi quant à l'aspect physique de l'écoulement.

Après avoir duré pendant un certain temps, les fleurs blanches réagissent sur l'organisme entier et présentent des symptômes généraux. De ce nombre sont la pâleur, la diminution des forces, l'abattement et la flaccidité des chairs. Les malades tombent dans un véritable état de langueur, puis surviennent des symptômes nerveux, des dérangements dans la digestion et de la fatigue. Enfin il se développe un état chlorotique prononcé, avec palpitations, essouflement, céphalalgie, etc., les règles peuvent être diminuées, irrégulières ou même momentanément suspendues.

Dans les fleurs blanches rebelles aux médicaments, et provoquant les symptômes généraux dont nous venons de donner un résumé, l'eau du Gournigel a une action thérapeutique très-prononcée. Nous avons surtout recours dans cette affection aux douches vaginales d'eau du Schwarwarzbrünnli. Sous leur influence, les symptômes locaux s'amendent rapidement; souvent même nous avons constaté la disparition complète de l'écoulement avant la 15ème douche. L'eau prise intérieurement combat l'état de faiblesse. Une nourriture fortifiante seconde avantageusement l'emploi de l'eau tant en douches locales qu'intérieurement.

XXVI. Catarrhe vésical.

L'indication des eaux du Gournigel dans le catarrhe chronique de la vessie, sans altération organique de cette membrane muqueuse, est la même que dans la bronchite chronique. Lorsqu'il y a encore des symptômes d'inflammation, tels que des envies vives et fréquentes d'uriner, des douleurs dans l'hypogastre ou le périnée, de l'engorgement inflammatoire de la prostrate, les antiphlogistiques et ensuite les eaux alcalines de Vichy ou d'Evian sont indiquées. Lorsque, au contraire, l'émission des eaux n'est plus douloureuse, que les urines sont d'abord claires et limpides et ne se séparent en deux couches que quelque temps après la mixtion, que cet état dure depuis plusieurs mois, il est préférable d'avoir recours aux eaux sulfureuses. Dans le catarrhe vésical chronique, l'urine après le refroidissement se sépare en deux couches, l'une supérieure claire, liquide, exhalant une odeur ammoniacale; l'autre plus ou moins considérable, visqueuse, filante, s'attachant aux parois du vase et présentant une analogie parfaite avec du blanc d'œuf.

L'eau du Stock en boisson nous a paru dans la majorité des cas agir plus favorablement que celle du Schwarzbrünnli. Lorsqu'il y a atonie complète, les douches hypogastriques et périnéales peuvent avoir une influence avantageuse. Dans deux cas très-rebelles et où nombre d'eaux minérales et de médications très-diverses avaient été employées sans succès, nous avons eu recours aux injections d'eau du Schwarzbrünnli dans la vessie, d'abord tièdes, puis froides. Les deux personnes soumises à cette médication ont vu les symptômes morbides s'amender sous son influence, quoique la guérison n'ait pas été complète. Vu l'ancienneté et la ténacité de l'affection, cette amélioration très-considérable est encourageante. Nous regrettons vivement de n'avoir pu obtenir aucun renseignement ultérieur sur ces deux malades dont l'un a été observé en 1848 et l'autre en 1849.

Un cas de *blénorrhée* ancienne, traité par nos eaux, a été suivi d'une guérison complète.

E. MALADIES CUTANÉES.

XXVII. Dartres.

Le petit nombre de maladies de la peau que nous avons eu l'occasion d'observer au Gournigel est bien moins dû au peu d'activité de ses eaux dans ce genre d'affections, qu'à l'habitude qu'ont les médecins d'envoyer les malades de cette catégorie soit à Schinznach, soit à Louëche, établissements qui ont la réputation de guérir toutes les affections cutanées. Dans les quelques observations qu'il nous a été donné de recueillir, nous avons pu nous convaincre que l'eau du Schwarzbrünnli prise tant en bains qu'en boisson avait une influence marquée sur la disparition des éruptions, rentrant surtout dans la classe des eczéma chroniques. La cure a plus particulièrement des résultats avantageux et sur lesquels on a trop peu insisté jusqu'à ce jour, lorsque ces éruptions coïncident avec des dérangements fonctionnels, surtout des organes de la digestion et de ses annexes.

Tandis que les auteurs du dernier siècle ne voyaient dans les maladies de la peau qu'un symptôme d'un vice des humeurs, on a passé plus tard à l'extrême opposé, en les considérant comme une affection purement locale, une altération de la peau. C'est pourquoi on a pendant quelque temps traité les dartres uniquement par l'emploi de topiques en applications directes sur la peau, sous forme de pommades, de lotions, de fomentations, etc. En revenant à un humorisme rationnel, la médecine moderne a aussi reconnu l'activité des dépuratifs pris à l'intérieur contre les affections de la peau, et parmi ceux-ci le soufre, qui longtemps n'avait été employé qu'extérieurement, a repris son rang comme médication interne. N'ayant eu que peu de cas à observer jusqu'ici, on comprendra qu'il nous est impossible de préciser plus spécialement les variétés d'affections cutanées dans lesquelles l'eau du Gournigel peut avoir des avantages marqués sur les eaux minérales plus actives dont nous avons fait mention. Les douches de Schwarzbrünnli, les bains sulfureux, quelquefois les fomentations remplissent, avec l'eau prise en boisson, les principales indications dans les maladies de la peau.

XXVIII. Erysipèle périodique.

Cette affection (d'*erysipelas habituale*) est caractérisée par l'apparition périodique, à des distances plus ou moins rapprochées d'un érysipèle non ambulant, plus ou moins étendu et se reproduisant ordinairement à une place d'élection. Il présente les caractères de l'érysipèle simple, ne dépasse pas l'épaisseur de la peau, et se complique rarement de phlytènes, analogues aux vessies produites par la brûlure au premier degré. Il y a outre la rougeur un gonflement œdémateux. Nous avons constaté sa présence dans les points suivants cités par ordre de fréquence : une moitié de la face, les jambes et les pieds, les mains. L'époque où il revenait le plus ordinairement, était le printemps. Cette variété se distingue de l'érysipèle ordinaire par une durée moins longue de la maladie, une fièvre peu intense et sa tendance à la localisation dans un point donné.

Les tempéraments lymphatico-bilieux nous ont paru particulièrement prédisposés à l'érysipèle périodique. Les trois quarts des malades étaient en même temps atteints d'affections abdominales, telles que pléthore veineuse, hémorrhoïdes, dyspepsie, constipation, dérangements de la menstruation. Dans un cas, la première apparition avait coïncidé avec l'âge de retour.

La cure purgative d'eau du Stock, les bains tièdes ou froids combattent avantageusement cette fatale prédisposition.

XXIX. Furoncles.

Les furoncles, désignés vulgairement sous la dénomination de *clous*, et apparaissant isolément ou sous l'influence de causes externes, ne réclament guère qu'un traitement simple et plutôt chirurgical que médical. Une fois le *bourbillon* éliminé, la cicatrisation se fait assez promptement au moyen d'un pansement simple. Cependant il arrive assez fréquemment que des personnes se voient atteintes à chaque instant de cette affection très-désagréable, et il se forme ce que l'on pourrait appeler avec assez de raison une *diathèse furonculeuse*. Cette fatale prédisposition se remarque comme la précédente chez les individus à tempérament lymphatique ou bilieux. Dans tous les cas observés, il y avait un dérangement prononcé dans les fonctions des organes digestifs, se traduisant tantôt par des symptômes d'irritation, tantôt par une atonie générale, de la constipation, des congestions hémorrhoïdales, etc. Sous l'influence du traitement purgatif par les eaux du Stock, nous avons constamment vu survenir une grande amélioration, sinon une guérison complète.

XXX. Ulcères.

Les propriétés thérapeutiques des eaux du Gournigel dans les ulcérations de la peau avaient déjà été indiquées par d'autres médecins, mais ce n'est guère que depuis quelques années que leur emploi dans cette affection est plus connu et plus souvent mis en usage. C'est spécialement dans les cas *d'ulcères variqueux* des jambes que leur action médicatrice est très-marquée. Ces ulcères, uniques ou multiples, sont caractérisés par leur siége aux extrémités inférieures et de prédilection vers le tiers inférieur de la jambe. Ils ont ordinairement une forme ovoïde et ne pénètrent pas profondément dans les tissus; ils apparaissent plutôt superficiels. Leurs bords peuvent devenir calleux lorsqu'ils sont anciens; la sécrétion est variable tant pour la quantité que pour l'aspect des matières sécrétées. Un des symptômes les plus caractéristiques de cette variété d'ulcères est la présence de veines dilatées, flexueuses, agglomérées et engorgées, soit au pourtour de l'ulcère seulement, soit qu'elles s'étendent à toute la jambe. En remontant aux causes de ces solutions de continuité, on les trouve souvent dans un trouble de la circulation abdominale, surtout du système veineux, dans les hémorrhoïdes, l'aménorrhée, etc.

Lorsqu'il y a affection générale, l'eau doit être employée à l'intérieur. Contre l'affection locale nous avons eu plus particulièrement recours aux bains et aux fomentations avec l'eau du Schwarzbrünnli ou la boue du Stock, quelquefois alternativement. Sous l'influence de cette médication, on voit bientôt survenir des bourgeons charnus de bonne nature; le fond de l'ulcère se déterge, les bords se rapprochent du centre et on voit l'ulcère diminuer souvent avec rapidité. Dans plusieurs cas, nous avons constaté la guérison à la fin de la cure; d'autres fois elle n'a été complète que quelque temps après. Dans deux observations datant l'une de 1848, l'autre de 1849, nous avons pu nous persuader plus tard que la guérison était parfaite.

Les ulcères atoniques, impétigineux et scrofuleux sont aussi modifiés avantageusement par une cure analogue, en y ajoutant les douches de Schwarzbrünnli.

Cependant nous avons cru remarquer que l'amélioration était moins rapide que dans les ulcères variqueux, et que leur cicatrisation complète exigeait un traitement plus prolongé.

Qu'il nous soit permis avant de terminer ce chapitre de citer un mode d'emploi particulier de la douche de Schwarzbrünnli, lequel nous a paru suivi de résultats avantageux dans deux cas de gonflement variqueux des veines de la jambe, cas que nous avons pu suivre jusqu'à la fin de ce mode de traitement. Il consiste en douches très-faibles d'eau du Schwarzbrünnli, répétées plusieurs fois dans la journée et suivies de l'exposition au soleil du membre douché, jusqu'à ce qu'il soit complètement sec. Ce mode d'emploi de la douche pratiqué par nos paysans ne se borne pas seulement aux cas de varices; ils en font encore un usage fréquent dans les douleurs articulaires, les cicatrices anciennes, la faiblesse ou l'atrophie des membres, etc. Dans cette classe de la société, les douches de Schwarzbrünnli jouissent d'une grande réputation.

F. AFFECTIONS GÉNÉRALES.

XXXI. Scrofules.

Lorsque nous avons dit à l'article de la pathologie générale que les enfants se trouvaient bien de l'emploi des eaux du Gournigel, nous avions spécialement en vue l'affection scrofuleuse qui est plus particulièrement un attribut de la première jeunesse. Il ne sera pas question ici des désorganisations profondes que cette maladie produit dans les périodes plus avancées de son développement, telles que par ex. la carie et la nécrose, le rachitisme, les suppurations abondantes, etc., affections qui réclament un traitement prompt et énergique. Le traitement par l'eau du Gournigel en bains et en boisson est surtout suivi de résultats favorables chez les enfants à type scrofuleux, présentant les symptômes généraux qui annoncent l'invasion plus ou moins prochaine de la cachexie. Il faut chercher à combattre cette affection avant qu'elle se soit *identifiée* avec la constitution. Les principaux symptômes précurseurs et prédisposants sont une peau fine, transparente, devenant facilement le siége d'éruptions diverses, des cheveux clairs, des yeux grands et bleus, les paupières irritées, la lèvre supérieure épaisse, assez d'embonpoint contrastant avec la faiblesse musculaire. Il y a dans la majorité des cas prédominance du tempérament lymphatique. Plus tard on voit survenir des éruptions à la tête, derrière les oreilles, etc., l'engorgement des glandes, le gonflement du ventre, l'altération des muqueuses, l'augmentation de la sécrétion bronchique, les troubles de la digestion. Les facultés intellectuelles se développent au détriment du développement physique; l'accroissement est retardé, cependant cette règle souffre des exceptions.

Tel est en général l'état que nous ont offert les scrofules commençantes, qui ont été le plus favorablement influencées par le séjour au Gournigel. C'est avec intention que nous disons „par le séjour“ et que nous n'attribuons pas aux eaux seulement les succès obtenus.

Nous croyons devoir faire une part assez large à l'alimentation, à l'air et à l'exercice. Dans la cachexie scrofuleuse, Hufeland dit que, pour changer cet *état vicieux* des choses, il faut aider la nature à opérer une grande révolution dans l'économie animale. Pour cela, il a cherché à mettre l'organisme dans des conditions hygiéniques telles, qu'il puisse opérer lui-même ce changement. L'air de montagne a été mis à la tête des remèdes hygiéniques pouvant faciliter le travail de la nature, et les résultats ont été tellement favorables qu'ils ont provoqué la création d'établissements, spécialement destinés aux enfants scrofuleux, à une certaine élévation au-dessus du niveau de la mer, et dans une bonne exposition. Pour nous, le traitement hygiénique, quoique très-important, ne doit pas faire renoncer à l'emploi d'autres moyens thérapeutiques. Nous avons pu constater souvent, et particulièrement dans l'affection des muqueuses ou lorsque la scrofule est compliquée d'un développement anormal du ventre, sans que celui-ci offre encore la dureté qu'il pourrait acquérir par la suite, que l'emploi des eaux sulfureuses en boisson et en bains était un puissant moyen d'améliorer rapidement les symptômes locaux et d'activer une modification constitutionnelle. Il est inutile d'ajouter que le traitement hygiénique ne doit pas se borner à quelques semaines et qu'une guérison complète réclame des soins continus, persévérants et souvent deux ou trois cures.

XXXII. Débilité.

L'affaiblissement général de l'organisme, sans lésion appréciable dans la vitalité d'un organe qui puisse expliquer cet état de débilité progressive, se rencontre dans certains cas, et peut faire naître des craintes sérieuses pour l'existence des personnes qui en sont affectées. A cet état anormal se joint ordinairement de l'inappétence, du dégoût pour les aliments, et la nutrition, faute de substances assimilatrices, ne se fait que très-imparfaitement. Le dépérissement fait des progrès, et lorsque les toniques analeptiques ne produisent pas l'effet désiré, on a recours aux eaux minérales. Dans deux cas de ce genre, le résultat a dépassé nos espérances, car au bout de quelques jours nous avons vu avec le retour de l'appétit, les forces revenir rapidement, et les malades qui paraissaient aussi peu soucieux de leur position, que les hypochondres le sont trop, renaître à la vie, reprendre de l'intérêt à ce qui les entourait et s'occuper de nouveau de leur santé.

L'épuisement qui résulte d'hémorrhagies abondantes, celui qui survient à la suite d'un traitement énergique, la reconvalescence longue et pénible d'une maladie grave, p. ex. de la fièvre typhoïde, des fièvres intermittentes, puerpérales, etc. rentrent dans la classe des débilités. Il se forme une sorte de diathèse particulière, contre laquelle les médicaments analeptiques et reconsti tuants ne produisent pas l'effet désiré. C'est alors le cas d'employer l'eau du Schwarzbrünnli à dose légère et non purgative. L'air vif, le déplacement, le changement d'habitudes ont à nos yeux dans ces états maladifs une bonne part d'influence sur les changements favorables qui s'opèrent.

Plusieurs des personnes dont nous avons rangé les affections dans la classe des débilités, étaient atteintes d'épuisement nerveux, suite d'excès de jeunesse et de *mauvaises* habitudes. Tous les médecins connaissent les symptômes morbides que ces habitudes secrètes entraînent à leur suite, et l'influence déplorable qu'elles exercent sur l'organisme. Nous avons surtout été frappé de voir l'irritation de la moelle épinière survenir avec un dépérissement souvent rapide et l'annihilation complète de la force de volonté. Cet état de prostration générale ne laisse d'espoir que lorsque les individus possèdent encore assez de force morale pour renoncer à toute cause nouvelle de débilitation; alors seulement les eaux sulfureuses - ferrugineuses à dose tonique, combinées avec les bains, les lotions, et rarement les douches froides peuvent les ramener à la vie et à la santé. Cependant nous avons remarqué que plusieurs cures étaient nécessaires pour effacer sinon complètement les traces de l'état antérieur, du moins pour ramener la santé et rétablir les forces physiques et morales.

XXXIII. Goutte.

Le traitement par les eaux du Gournigel nous a paru plus spécialement indiqué dans la *goutte atonique* et en cela nous sommes d'accord avec M. le docteur Lutz [1] qui a le premier reconnu l'efficacité de nos eaux dans cette forme de la maladie. La goutte est beaucoup plus dangereuse lorsqu'elle envahit d'abord tout l'organisme, qu'elle touche à divers points sans s'y arrêter que lorsqu'elle est limitée à une articulation. M. Lutz recommande spécialement l'eau du Gournigel, quand la goutte atonique se distingue par des

---

[1] Lutz, o. c. page 36.

symptômes vagues, des douleurs ambulantes sautant facilement d'une articulation à l'autre et même d'une articulation à un organe interne; certains dérangements de la digestion sont de ce genre. Les douleurs se font principalement sentir à la tête, le long de la colonne vertébrale, au genou, à l'épaule, et passent pour des rhumatismes, jusqu'à ce qu'un accès plus franc ait fourni des indices certains sur la véritable nature de la maladie. L'eau par l'augmentation des sécrétions remplit le rôle de la crise observée dans les accès de la goutte tonique.

Les personnes à tempérament sanguin et affectées de *goutte tonique* ne se trouveraient bien de l'eau du Gournigel que si la maladie avait de la tendance à passer à l'atonie et menaçait des organes importants, surtout les viscères de l'abdomen.

Nos recherches nous ayant déjà entraîné au-delà de la limite que nous nous étions tracée, nous nous arrêtons à ces considérations sans reproduire le résultat détaillé des observations que nous avons eu l'occasion de faire sur quelques autres maladies, telles que *la pleurésie exudative*, *l'engorgement de la rate*, *la fièvre intermittente*, *la colique de plomb*, *la cachexie mercurielle*, *les varices et la phlébite chronique*, *le delirium tremens*, *certaines affections des paupières*, *de l'oreille*, etc., etc.

Renseignements administratifs.

Le Gournigel est en communication journalière avec Berne au moyen d'une voiture publique partant de cette ville à midi et demi, et des bains à quatre heures et demie du matin.

L'administration des postes se charge des paquets, valeurs et lettres pour l'établissement.

S. Friedli, négociant, rue de l'Hôpital à Berne, a le dépôt central des eaux du Gournigel.

L'établissement a deux tables, dont l'une est servie à midi et l'autre à une heure ; la différence du prix est de 75 centimes (5 batz) par jour.

Le prix des chambres dépend de la position, de l'ameublement, etc.

La dépense journalière varie peu, les prix étant fixes ; elle est de 3 à 6 francs de France par personne.

Tous les arrangements nécessaires sont pris pour procurer régulièrement du petit-lait, pour bains, aux personnes qui désireraient en faire une cure.

TABLE DES MATIÈRES.

Quatrième partie.

Cinquième partie.

MALADIES DANS LESQUELLES L'EAU DU GOURNIGEL EST INDIQUÉE.

A. *Affections du canal intestinal.*

Pages.

F. *Affections générales.*

www.ingramcontent.com/pod-product-compliance
Ingram Content Group UK Ltd.
Pitfield, Milton Keynes, MK11 3LW, UK
UKHW020604180726
13838UKWH00001B/410

9 782329 353029